高级卫生专业技术资格考试用书

内分泌科学全真模拟试卷与解析

（副主任医师/主任医师）

全真模拟试卷

英腾教育高级职称教研组　编写

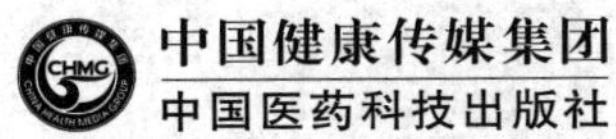

题型说明

一、单选题：每道试题由1个题干和5个备选答案组成，题干在前，选项在后。选项A、B、C、D、E中只有1个为正确答案，其余均为干扰选项。

例：8岁男孩，身高94cm，学习成绩佳，营养中等，查双手腕骨X线提示4岁骨龄。该男童可能患有下列哪种疾病

A. 呆小病

B. 垂体性侏儒症

C. 巨人症

D. 骨软化症

E. Addison病

答案：B

解析：垂体性侏儒症（pituitary dwarfism）是指垂体前叶功能障碍或下丘脑病变，使生长激素（growth hormone，GH）分泌不足而引起的生长发育缓慢，为身材矮小最常见的原因之一。身高低于第三百分位以下，生长速度在4岁以前小于每年6cm，4～8岁小于每年5cm，青春发育期前小于每年4cm。根据骨龄评价骨骼成熟度，落后实际年龄2岁以上。

二、多选题：每道试题由1个题干和5个备选答案组成，题干在前，选项在后。选项A、B、C、D、E中至少有2个正确答案。

例：实验室诊断的亚临床甲状腺功能减退症，应与其相鉴别的有

A. 低T_3综合征的恢复期

B. 中枢性甲状腺功能减退症

C. 肾上腺功能不全

D. 库欣综合征

E. 甲状腺癌

答案：ABC

解析：亚临床甲减需与缺铁性贫血、再生障碍性贫血、慢性肾炎、肾病综合征、慢性肾衰竭、原发性肾上腺功能不全、肥胖症、低T_3综合征（正常甲状腺性病态综合征）等鉴别。

三、共用题干单选题：以叙述一个以单一病人或家庭为中心的临床情景，提出2～6个相互独立的问题，问题可随病情的发展逐步增加部分新信息，每个问题只有1个正确答案，以考查临床综合能力。答题过程是不可逆的，即进入下一问后不能再返回修改所有前面的答案。

例：女性，25岁，因“反复腰痛伴肉眼血尿5年”来诊。查体：甲状腺不大；心、肺（－）；肾区叩痛（＋）；双下肢无水肿。实验室检查：血钙3.0 mmol/L，磷0.45 mmol/L，ALP 180 U/L；24 h尿钙10.4 mmol/d，磷13.3 mmol/d。B超：双肾结石。

1. 诊断应首先考虑

A. 肾小管性酸中毒

B. Fanconi综合征

C. 甲状旁腺功能亢进症

D. 泌尿系结石

E. 肾小球肾炎

答案：C

解析：患者主要表现为反复发作的尿路结石，高钙、低磷血症，血清碱性磷酸酶升高，尿钙增高，因此考虑是甲状旁腺

功能亢进症。

2. 最有助于明确诊断的检查是
   A. 尿常规 + 尿沉渣镜检
   B. 动脉血气分析
   C. 血甲状旁腺激素水平测定
   D. 肾穿刺活检
   E. 静脉肾盂造影

答案：C

解析：该病主要是由于甲状旁腺激素（PTH）分泌增高引起的，因此血 PTH 的检测有助于诊断。

3. 如患者血钙 > 3.5 mmol/L，错误的基础治疗是
   A. 补液
   B. 应用氢氯噻嗪
   C. 肌内注射鲑降钙素
   D. 静脉注射双膦酸盐
   E. 纠正低钾血症

答案：B

解析：噻嗪类利尿剂会降低尿钙浓度，可能加重高钙血症，因此禁止用于原发性甲状旁腺功能亢进症。

四、案例分析题：每道案例分析题3~12问。每问的备选答案至少6个，最多12个，正确答案个数不定。考生每选对一个正确答案给1个得分点，选错一个扣1个得分点，直至扣至本问得分为0，即不含得负分。案例分析题的答题过程是不可逆的，即进入下一问后不能再返回修改所有前面的答案。

例：女，43岁，因“垂体瘤切除术后6年，双肾上腺全切术后4年，皮肤、黏膜变黑2年”来诊。患者于9年前出现头痛、视物模糊、闭经等症状，查血ACTH升高，颅脑CT示垂体瘤，行垂体瘤切除术。术后3个月后再次出现上述症状，伴血皮质醇（COR）升高，肾上腺CT示双肾上腺增生，行“双肾上腺次全切术”。4年前再次复发行“双肾上腺全切术”。之后嘱应用糖皮质激素替代治疗，但未能坚持服药。2年前出现皮肤、黏膜逐渐变黑，以乳头、齿龈、甲床及手术瘢痕等处明显，伴反复发作的恶心、食欲减退、体重减轻、头痛等症状。查体：T 35 ℃，P 76次/分，BP 100/70 mmHg；齿龈、甲床、乳头及腹部手术瘢痕部位可见色素沉着。

1. 患者目前可能的诊断有
   A. 消化系统疾病
   B. 原发性肾上腺皮质功能减退症
   C. 异位 ACTH 综合征
   D. 感染性脑病
   E. 瑞尔黑变病
   F. 多发性斑状色素沉着症

答案：ABC

解析：患者双肾上腺全切术后4年，皮肤、黏膜变黑，齿龈、甲床、乳头皮手术瘢痕等部位可见色素沉着，提示原发性肾上腺皮质功能减退症；患者垂体瘤切除术后，肾上腺反复增生，出现头痛、视物模糊等症状，提示异位 ACTH 综合征；患者反复发作恶心、食欲减退、体重减轻等，提示消化系统疾病。

2. 为明确诊断应进行的检查项目包括
   A. 腺垂体及肾上腺功能检查
   B. 垂体 MRI
   C. 胸部 X 线片
   D. 血电解质、血糖
   E. 血气分析
   F. 腹部 B 超

答案：ABCDF

解析：对怀疑为异位 ACTH 综合征患者需要做垂体及肾上腺影像学检查，垂体检查以 MRI 检查为佳，还应拍 X 线胸片或

行 CT、PET－CT、B 超等检查；患者疑诊为原发性肾上腺皮质功能减退症，要同时检查腺垂体及肾上腺功能；患者可伴有低血钠、高血钾，可有空腹低血糖，故需要检查血电解质、血糖等。血气分析对诊断本病无意义。

3. 目前此患者的最佳治疗是（提示：实验室检查：血 ACTH 250 pg/ml，COR 80.04 nmol/L；24 h 尿 COR 40 nmol/d；血钠 130 mmol/L，血钾 4.2 mmol/L，血氯 98 mmol/L；空腹血糖 3.6 mmol/L。胸部 X 线片、腹部 B 超未见明显异常。MRI：蝶鞍形态正常）
   A. 静脉注射氢化可的松 1000 mg
   B. 氢化可的松 100 mg 加入 10% 葡萄糖氯化钠溶液静脉滴注
   C. 适当补充氯化钾
   D. 口服氢化可的松
   E. 严格控制食盐摄入量
   F. 口服葡萄糖溶液

   答案：B

   解析：垂体瘤患者激素缺乏需要补充，氢化可的松是一种天然短效肾上腺皮质类固醇药物，适用于激素水平减退的替代治疗。

4. 第 2 天病情明显好转，下一步处理包括
   A. 高维生素、高蛋白质饮食
   B. 坚持终身皮质激素替代治疗
   C. 如有大汗、腹泻等情况应酌情增加食盐摄入量
   D. 应激时应增加皮质激素剂量
   E. 需做外科手术时应检查评估肾上腺皮质功能
   F. 病情好转后，逐渐减少用药量，直至停药

   答案：ABCDE

   解析：嘱患者应用糖皮质激素替代治疗。加强营养，多食富含维生素、高蛋白质的食物，增强体质，使病后机体早日康复。按医嘱服药，应激状态及时复查随诊，调整用药。

目录

全真模拟试卷（一）

一、单选题：每道试题由 1 个题干和 5 个备选答案组成，题干在前，选项在后。选项 A、B、C、D、E 中只有 1 个为正确答案，其余均为干扰选项

1. 以下关于脂蛋白的说法，正确的是
   A. 磷脂脂蛋白含甘油三酯多者密度高
   B. 脂蛋白的外壳分子中全具有水溶性蛋白质
   C. 脂蛋白的外壳分子中全具有脂溶性蛋白质
   D. 磷脂脂蛋白含甘油三酯少者密度高
   E. 脂蛋白溶于血浆运送到全身组织进行代谢

2. 最容易产生抗药性的胰岛素是
   A. 猪胰岛素　B. 牛胰岛素
   C. 单组分胰岛素　D. 单峰胰岛素
   E. 人胰岛素

3. 女性，66 岁，昏迷 3 小时，查：血 pH 7.30，BE -7.6，AG 20 mmol/L；其酸碱代谢紊乱可能是由于
   A. 碳酸氢盐丢失过多
   B. 碳酸氢盐生成障碍
   C. 酸性物质摄入过多
   D. 低肾素低醛固酮血症
   E. 无机酸排泄减少或有机酸生成过多

4. 下列哪项关于甲减替代治疗的说法不正确
   A. 确诊后即刻足量替代
   B. 从小剂量开始逐增至最佳效果
   C. TSH 是评价疗效的最佳指标
   D. 替代用量应注意个体化
   E. 不论何种甲减均需 TH 替代并监测

5. 需经过 DNA 转录、翻译等过程合成的激素是
   A. 肾上腺素　B. 去甲肾上腺素
   C. 糖皮质激素　D. 甲状腺素
   E. 甲状旁腺素

6. 男，58 岁，心悸、手抖 3 年，加重 1 月。体检：P 110 次/分，BP 160/60mmHg，消瘦，皮肤潮湿，甲状腺可触及，可闻及血管杂音，颈静脉无怒张，心界不大，心率 134 次/分，心律绝对不整，心音强弱不等，肺、腹（-），下肢不肿，该患者最可能的病因是
   A. 冠心病
   B. 老年退行性心脏病
   C. 扩张性心肌病
   D. 高血压性心脏病
   E. 甲亢性心脏病

7. 下列哪项是复方碘剂治疗的指征
   A. 甲亢合并妊娠
   B. 甲亢性心脏病
   C. 甲亢术后复发
   D. 甲亢术前准备和甲状腺危象
   E. 甲亢伴重度浸润性突眼

8. 下列属于下丘脑激素的是
   A. 生长激素
   B. 促甲状腺激素
   C. 黄体生成素
   D. 生长激素释放激素
   E. 促卵泡素

9. 急性炎性脱髓鞘性多发性神经根神经病的首发症状通常为
   A. 呼吸困难

B. 四肢远端对称性无力
C. 排尿困难
D. 双侧周围性面瘫
E. 吞咽困难

10. 胰岛素与受体结合后细胞内的特征性变化是
A. 在某种G蛋白的参与下cAMP增加
B. 受体β亚单位上酪氨酸磷酸化
C. 生成IP_3、DAG
D. 在某种G蛋白的参与下cAMP减少
E. 热休克蛋白自激素结合区水解

11. 诊断Graves病最典型的体征是
A. 甲状腺肿大+甲状腺血管杂音+心动过速
B. 甲状腺肿大+突眼+胫前黏液水肿
C. 突眼+舌、手、眼睑细震颤+胫前黏液水肿
D. 舌、手、眼睑细震颤+甲状腺肿大+心动过速
E. 胫前黏液水肿+心动过速+甲状腺血管杂音

12. 男性，21岁，患糖尿病5年，恶心、腹痛2天，查：脱水貌，BP 80/60mmHg，血糖28mmol/L，血钾4.5mmol/L，CO_2CP 18mmol/L，尿酮体（+）；以下处理哪项正确
A. 持续静脉点滴小剂量胰岛素，使血糖缓慢下降
B. 皮下大剂量胰岛素注射，使血糖尽快下降
C. 同时补碱纠正酸中毒
D. 以胶体液扩容升高血压
E. 血钾偏高，无须补钾

13. 正常成年人垂体重量为
A. 0.5～1g
B. 3.5～4g
C. 2.5～3g
D. 1.5～2g
E. 4.5～5g

14. 甲状旁腺功能减退症的临床生化特征是
A. 低钠血症
B. 低钾血症
C. 低镁血症
D. 低钙血症与高磷血症
E. PTH缺乏

15. 下列禁水-加压素试验结果符合完全性中枢性尿崩症（渗透压单位mmol/L）的是
A. 禁水前尿渗透压50；禁水后尿渗透压290；注射5U加压素后尿渗透压320
B. 禁水前尿渗透压150；禁水后尿渗透压300；注射5U加压素后尿渗透压310
C. 禁水前尿渗透压150；禁水后尿渗透压200；注射5U加压素后尿渗透压600
D. 禁水前尿渗透压300；禁水后尿渗透压600；注射5U加压素后尿渗透压600
E. 禁水前尿渗透压150；禁水后尿渗透压200；注射5U加压素后尿渗透压180

16. 男性，40岁，头痛2年余，近1个月自觉视力下降。MRI检查如下图。最可能的诊断为

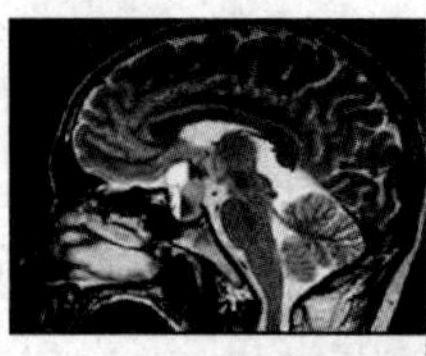
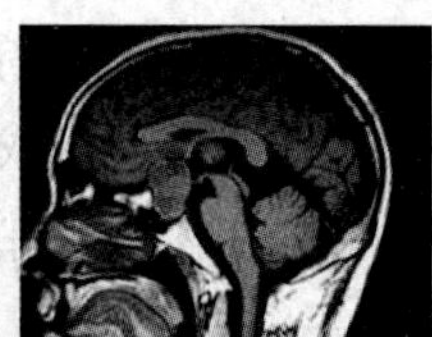
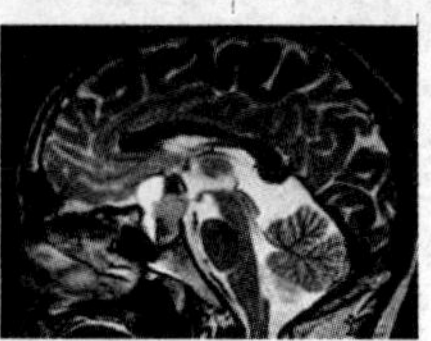

A. 垂体囊肿
B. 颅咽管瘤

C. 垂体腺瘤囊变　D. 脑膜瘤
E. 垂体瘤

17. 对于甲状旁腺激素的描述，正确的是
A. 是一种碘化酪氨酸
B. 是脂肪酸衍生物
C. 是肽类激素
D. 是类固醇激素
E. 是一种糖蛋白

18. 多发性内分泌腺瘤病 1 型（MEN－1）又被称为
A. Wermer 综合征
B. Sipple 综合征
C. Liddle 综合征
D. Zollinger－Ellison 综合征
E. Bartter 综合征

19. 垂体瘤压迫可引起颞侧偏盲的是
A. 动眼神经　B. 滑车神经
C. 三叉神经　D. 外展神经
E. 视交叉

20. 糖尿病肾病的特异性改变是
A. 弥漫性肾小球硬化
B. 结节性肾小球硬化
C. 肾小囊"泪滴"样改变
D. 毛细血管袢"帽状"结构
E. 小动脉内膜明显增厚

21. 嗜铬细胞瘤患者发生高血压危象，下列哪项不是典型表现
A. 心悸、心肌缺血
B. 皮肤苍白及四肢冰凉
C. 全身大汗
D. 低血糖
E. 神志不清，甚至意识丧失

22. 女，42 岁。以"头痛、乏力"就诊。查体：血压 160/100mmHg，血钾降低，血浆醛固酮明显增多。下一步最应进行的检查是
A. 头颅 MRI
B. 血浆肾素－血管紧张素Ⅱ测定
C. 卡托普利激发试验
D. 体位试验
E. 甲状腺功能

23. 女性，36 岁。皮肤色素沉着明显，尿 17－羟皮质醇增高，血 ACTH 明显增高，小剂量及大剂量地塞米松均不能抑制。其最可能的病因是
A. 库欣综合征
B. 肾上腺腺瘤
C. 异位 ACTH 综合征
D. 肾上腺癌
E. 长期服用泼尼松

24. 下列可以用来鉴别原发性和继发性肾上腺皮质功能减退症的临床表现是
A. 食欲下降　B. 全身无力
C. 易疲劳　D. 低血糖
E. 色素沉着

25. 下列不属于骨质疏松骨折风险因素的是
A. 年龄　B. 吸烟
C. 酗酒　D. 低体重
E. 超重

二、多选题：每道试题由 1 个题干和 5 个备选答案组成，题干在前，选项在后。选项 A、B、C、D、E 中至少有 2 个正确答案。

26. 下列适用于胰岛素治疗的是
A. 1 型糖尿病
B. 2 型糖尿病
C. 糖尿病酮症酸中毒
D. 糖尿病合并重度感染
E. 糖尿病患者妊娠及分娩

27. 有关 APUD 细胞的一些描述正确的是
A. 这些细胞大多由外胚层神经嵴演化

而来，具有共同的组织化学及结构上的特征

B. 这些细胞大多由内胚层神经嵴演化而来，具有共同的组织化学及结构上的特征

C. 此类肿瘤可产生的异位激素包括：ACTH、降钙素、舒血管肠肽、生长激素释放激素等

D. 此类细胞广泛分布于肺、胃肠道、胰腺、肾上腺髓质等处

E. 以上都对

28. 关于腺垂体功能减退症，叙述正确的是

A. 可表现为闭经泌乳不良

B. 只要有腺垂体坏死就有临床表现

C. 可有精神失常

D. 可有皮肤色素沉着

E. 怕冷少汗

29. 糖尿病微血管病变主要表现在

A. 神经　　B. 视网膜

C. 肾　　D. 心肌组织

E. 外周动脉

30. 成人原发性甲减的主要病因是

A. 抗甲状腺药物

B. ^{131}I 治疗

C. 碘过量

D. 自身免疫损伤

E. 甲状腺破坏

31. 甲减所致黏液性水肿昏迷的治疗措施主要包括

A. 去除或治疗诱因

B. 补充甲状腺激素

C. 保温、辅助呼吸

D. 低血压和严重贫血者输注全血

E. 静滴氢化可的松

32. 下列关于原发性甲状旁腺功能亢进症（PHPT）的说法，不正确的有

A. 发病率随年龄增长而增加，多见于中年人

B. 成年患者中男性多于女性

C. 是 MEN－1 中最常见的内分泌腺体功能异常

D. 大部分为家族性或综合征性

E. 最常见的病理类型为甲状旁腺增生

33. 关于双胍类药物的叙述，错误的是

A. 能刺激胰岛β细胞分泌胰岛素

B. 能加速无氧糖酵解，抑制糖异生和糖原分解

C. 能提高外周组织葡萄糖运转能力以促进葡萄糖的摄取和利用

D. 是肥胖的 2 型糖尿病患者的首选用药

E. 1 型糖尿病患者不能使用

34. 甲状旁腺功能减退症的实验室检查结果包括

A. 低血钙　　B. 高血磷

C. 高尿钙　　D. 低尿磷

E. 维生素 D 缺乏

35. 低血糖症鉴别诊断中，患者在低血糖发作时应同时测定

A. 血糖　　B. 胰岛素

C. C 肽　　D. 胰高血糖素

E. 甲状腺激素

36. 关于垂体催乳素瘤的叙述，正确的是

A. 男女均可发病，女性多见

B. 向鞍上生长压迫视交叉，导致鼻侧偏盲

C. 多为大腺瘤

D. 催乳素瘤是最常见的功能性垂体瘤

E. 血清 PRL 一般 $>200\mu g/L$

37. 葡糖苷酶抑制剂类药物降血糖的机制是

A. 升高 GLP－1

B. 抑制糖原异生

C. 抑制或延缓葡萄糖在肠道吸收
D. 刺激胰岛细胞释放胰岛素
E. 通过激活 MAPK 信号系统发挥作用

38. 关于异位 ACTH 综合征的叙述，正确的是
A. 均治疗困难，预后凶险
B. 均有典型的库欣综合征表现
C. CRH 兴奋试验是最准确的区分库欣病和异位 ACTH 综合征的非侵入性检查方法
D. 大剂量地塞米松试验不被抑制
E. 大部分异位 ACTH 瘤位于胸腔及腹腔内

39. 下列检测可以用来诊断原发性醛固酮增多症的是
A. 岩下静脉窦取血测 ACTH
B. 钠负荷试验
C. 卡托普利试验
D. 氟氢可的松抑制试验
E. 糖耐量试验

40. 下列属于 Addison 病常见病因的是
A. 创伤应激　　B. 怀孕
C. 感染　　D. 结核
E. 自身免疫

41. 下列关于肢端肥大症的叙述，正确的是
A. 生长激素分泌增加，并可以伴有促性腺激素、促甲状腺激素、促肾上腺皮质激素分泌不足
B. 可存在催乳素分泌增加
C. 葡萄糖负荷后可呈糖耐量减低或糖尿病曲线
D. 常见的原因是垂体瘤，且多数系微腺瘤，药物治疗效果好
E. 可有性功能障碍、全身无力、阳痿、闭经、两性生殖器萎缩

42. 单纯性甲状腺肿的病因不包括
A. 碘缺乏
B. 甲状腺激素分泌障碍
C. 碘过量
D. 对甲状腺激素需求增多时
E. TSH 刺激阻断性抗体浓度增高

43. 关于嗜铬细胞瘤的叙述，正确的是
A. 嗜铬细胞瘤位于肾上腺者占 80% ~ 90%
B. 多发性者较多见于儿童和家族性病人
C. 主要位于腹部，多在腹主动脉旁
D. 腹外者常见
E. 肾上腺外肿瘤可为多中心的，局部复发的比例较高

44. 糖尿病外周血管病变的检查包括
A. ABI
B. 经皮氧分压测定
C. 足 X 线片
D. 彩色多普勒超声
E. 下肢动脉 CTA

45. 关于糖尿病肾病的叙述，正确的是
A. 弥漫性肾小球硬化症最常见，具有高度特异性
B. 早期糖尿病肾病单次尿微量白蛋白可为阴性
C. 1 型糖尿病患者常死于肾功能衰竭
D. 结节性肾小球硬化症具高度特异性
E. 移植到糖尿病患者的正常肾脏会发生糖尿病肾病的病理变化

三、共用题干单选题：以叙述一个以单一病人或家庭为中心的临床情景，提出 2 ~ 6 个相互独立的问题，问题可随病情的发展逐步增加部分新信息，每个问题只有 1 个正确答案，以考查临床综合能力。答题过程是不可逆的，即进入下一问后不能再返回修改所有前

面的答案。

(46～48 共用题干)

男性，50 岁，间发心前区闷痛一个月，常夜间发作。发作时心电图Ⅱ、Ⅲ、avF 导联 ST 段上抬，考虑为冠心病心绞痛。

46. 上述病例的致病因素首先考虑的是
A. 冠状动脉粥样硬化
B. 低血糖
C. 甲状腺功能亢进
D. 肝炎
E. 肺炎

47. 本病例中，以下化验检查最可能异常的是
A. 白细胞异常　B. 血脂升高
C. T_3、T_4 异常　D. 电解质紊乱
E. 脑 CT 异常

48. 缓解期，还应加用以下哪种药物
A. 氯贝丁酯　B. 氯丙嗪
C. 利福平　D. 消炎药
E. 补钾

(49～51 共用题干)

女性，因“骨痛 10 年，加重伴活动受限 1 年”来诊。查体：皮肤偏干燥；左颈前触及直径 2 cm 包块，质软，无压痛；HR 90 次/分；胸廓挤压痛、脊柱压痛(+)；左第二掌骨骨性隆起。实验室检查：血清钙 3.2 mmol/L。

49. 最可能的诊断是
A. 甲状腺功能亢进症
B. 肿瘤骨转移
C. 甲状旁腺功能亢进症
D. 骨质疏松症
E. 骨关节炎

50. 确诊所依据的检查是
A. 血 PTH　B. 骨 X 线片
C. 甲状腺超声　D. 甲状腺功能
E. 骨扫描

51. 如 PTH 升高，首选治疗为
A. 甲状旁腺手术　B. 双膦酸盐
C. 降钙素　D. 观察
E. 镇痛治疗

(52～55 共用题干)

女性，50 岁，主因“腰背疼痛伴身材变矮 1 年，加重 3 个月”就诊。查体：身高 153cm（3 年前身高 158cm），心肺腹未见异常，脊柱胸段后突畸形，轻度压痛，血清钙、磷水平正常。

52. 最可能的诊断是
A. 腰椎间盘突出
B. 骨关节炎
C. 佝偻病
D. 甲状旁腺功能亢进症
E. 骨质疏松症

53. 确诊该病所依据的检查是
A. 脊椎 X 线片
B. 血沉、类风湿因子
C. 关节 MRI
D. 血 PTH
E. 骨密度测定

54. 如该患者行骨密度检查，T 值符合骨质疏松症，可能性最大的类型是
A. 老年性骨质疏松症
B. 绝经后骨质疏松症
C. 继发性骨质疏松症
D. 药物性骨质疏松症
E. 营养吸收不良性骨质疏松症

55. 该患者在治疗上应首选
A. 钙剂和维生素 D
B. 双膦酸盐
C. 降钙素
D. 手术治疗

E. 对症止痛

（56～59 共用题干）

女性，56 岁，主因“咳嗽、咳痰伴胸痛半年，加重伴恶心、呕吐 1 个月”就诊。既往吸烟 20 支/天×20 年。入院查血清钠 118mmol/L，血清氯 82mmol/L，尿钠 72mmol/L，24 小时尿量 1100ml，血渗透压 252mOsm/(kg·H_2O)，尿渗透压 280mOsm/(kg·H_2O)。给予 1000ml 水负荷后，4 小时内排尿 450ml，血渗透压降至 226mOsm/(kg·H_2O)，尿渗透压降至 220mOsm/(kg·H_2O)。测空腹血浆 AVP 60ng/L（正常值 13.4ng/L±9.6ng/L）。胸部 X 线片：左肺门分叶状肿物，左下肺片状阴影。纤维支气管镜活检病理：小细胞未分化肺癌。

56. 最可能的诊断是
   A. 肺小细胞未分化癌
   B. 肺小细胞未分化癌伴低钠血症
   C. 肺小细胞未分化癌伴低渗性脱水
   D. 肺小细胞未分化癌伴低渗透压综合征
   E. 肺小细胞未分化癌伴抗利尿激素不适当分泌综合征

57. 患者低钠血症的主要原因是
   A. 恶心、纳差导致摄入不足
   B. 呕吐导致丢失过多
   C. 肺部肿瘤造成恶病质
   D. 肿瘤异位生成 AVP 增多，且不受血浆渗透压的调节
   E. 胃液丢失造成脱水和低血容量使 AVP 分泌增多

58. 在下列项目中，最支持该诊断的结果是
   A. 咳嗽、咳痰伴胸痛症状＋吸烟史
   B. 血清钠低，尿钠增多
   C. 血渗透压低，尿渗透压反常性高
   D. 影像学和活检病理
   E. 水负荷试验提示尿渗透压未降至 100mOsm/（kg·H_2O）以下

59. 患者下一步治疗中不适宜的方案是
   A. 限水
   B. 补充盐水
   C. 环磷酰胺化疗
   D. 柔红霉素化疗
   E. 呋塞米

（60～62 共用题干）

女性，20 岁，因“心慌、多汗、胃纳亢进伴消瘦 2 个月余”就诊。查体：甲状腺Ⅱ度肿大，右上极可闻及血管杂音。

60. 在询问病史及体检时，最不可能出现的是
   A. 手抖　　B. 舌颤
   C. 月经过多　　D. 水冲脉
   E. 突眼

61. 初诊时最合理的检查是
   A. FT_3、FT_4、TSH 测定
   B. TRAb、TRH 兴奋试验
   C. T_3 抑制试验
   D. TT_3、TT_4、TSH 测定
   E. ^{131}I 吸收率

62. 患者被诊断为 Graves 病，最不可能出现的指标变化是
   A. TSH　　B. FSH
   C. TRAb 阳性　　D. TgAb、TPOAb
   E. 吸碘率正常

（63～65 共用题干）

男性，45 岁，公司职员，身高 176cm，体重 56kg。因体检发现血糖升高进一步诊断为 LADA，余化验报告未见明显异常。

63. 该病诊断要点为
   A. OGTT　　B. 糖化血红蛋白
   C. 空腹血糖　　D. IAA
   E. GADA

64. 下列治疗方案中，最合理的是
A. 口服双胍类降糖药
B. 口服磺脲类降糖药
C. 口服糖苷酶抑制剂
D. 胰岛素联合磺脲类降糖药
E. 胰岛素联合双胍类降糖药

65. 该患者饮食治疗，热量摄入合理的是
A. 糖类为总热量的40% ~60%
B. 蛋白质摄入占总热量的10% ~20%
C. 脂肪占总热量的30%
D. 总热量约为1700kJ
E. 应减少粗制米面及杂粮摄入

四、案例分析题：每道案例分析题3 ~12问。每问的备选答案至少6个，最多12个，正确答案的个数不定。考生每选对一个正确答案给1个得分点，选错一个扣1个得分点，直至扣至本问得分为0，即不含得负分。案例分析题的答题过程是不可逆的，即进入下一问后不能再返回修改所有前面的答案。

（66 ~70共用题干）

女性，36岁。因“体重增加3年”就诊。患者三年前无明显诱因开始出现体重增加，约25kg，伴双下肢乏力，嗜睡。既往有嗜酒史。查体：神清，精神欠佳。BP 150/95mmHg，身高163cm，体重95kg，腰围125cm，臀围90cm，上唇、前胸、后背及臀部多毛，面部及背部痤疮。

66. 该患者可能考虑的初步诊断为
A. 单纯性肥胖
B. 颅内肿瘤
C. 甲状腺功能亢进症
D. 多囊卵巢综合征
E. Cushing综合征
F. 特发性多毛症
G. 假性Cushing综合征
H. 先天性肾上腺皮质增生症

67. （提示：追问病史，患者月经初潮12岁，起病前月经周期28天，经期7天，月经量可。3年前开始出现月经周期延长，经量减少。）考虑患者诊断可能为
A. 单纯性肥胖
B. 颅内肿瘤
C. 甲状腺功能亢进症
D. 多囊卵巢综合征
E. Cushing综合征
F. 特发性多毛症
G. 假性Cushing综合征
H. 先天性肾上腺皮质增生症

68. （提示：若该患者禁酒一周后，测0AM血浆皮质醇250nmol/L。）需要补充的初步筛查试验包括
A. 胰岛素加C肽释放试验
B. 8AM血浆皮质醇
C. ACTH兴奋试验
D. GnRH试验
E. 24小时尿游离皮质醇
F. 生长激素
G. 小剂量地塞米松抑制试验（标准小剂量地塞米松抑制试验或午夜一次小剂量地塞米松抑制试验）
H. 大剂量地塞米松抑制试验

69. （提示：若该患者小剂量地塞米松抑制试验中血浆皮质醇270nmol/L。）为行进一步诊断及鉴别诊断，应进行的检查包括
A. 胰岛素加C肽释放试验
B. ACTH测定
C. ACTH兴奋试验
D. 血钾及碳酸氢盐测定
E. 小剂量地塞米松抑制试验
F. 大剂量地塞米松抑制试验
G. 垂体MRI
H. 肾上腺CT

70. 若患者诊断为“库欣病”，则可能的治疗方法包括

A. 腹腔镜肾上腺切除术

B. 经蝶窦垂体腺瘤切除术

C. 全身放疗

D. 美替拉酮治疗

E. 氨鲁米特治疗

F. 酮康唑治疗

G. 糖皮质激素治疗

（71 ~ 75 共用题干）

男性，50 岁，体重 60kg，因反复呕吐 5 天、嗜睡 1 小时急诊入院。入院前一天尿量约为 600ml。查体：嗜睡，皮肤弹性下降，腱反射减弱，脉搏 120 次/分，血压 70/50mmHg。查血清 Na^+ 118mmol/L，Cl^- 94mmol/L，K^+ 3.2mmol/L，尿素 9.8mmol/L。

71. 该患者可能诊断为

A. 轻度缺钠

B. 中度缺钠

C. 重度缺钠

D. 低渗性缺水

E. 等渗性缺水

F. 高渗性缺水

G. 低容量性低钠血症

H. 正常容量性低钠血症

I. 高容量性低钠血症

72. 患者在体液平衡方面的主要病理生理变化为

A. 血浆容量减少超过组织间液的减少

B. 组织间液减少超过血浆容量的减少

C. 细胞内液减少

D. 细胞内、外液等量减少

E. 细胞内液移向细胞外

F. 细胞外液移向细胞内

G. 组织间液进入血管内

73. 经动脉血气分析检查，pH 7.5，$PaCO_2$ 6.6kPa（50mmHg），HCO_3^- 36mmol/L。该患者需要使用以下哪些药物治疗

A. 0.9% 氯化钠注射液

B. 5% 碳酸氢钠注射液

C. 10% 氯化钾注射液

D. 5% 氯化钠注射液

E. 10% 氯化钠注射液

F. 袢利尿药

G. 地美环素（demeclocycline）

H. 10% 葡萄糖注射液

I. 20% 甘露醇注射液

74. 经补充钠盐及氯化钾溶液后，患者病情逐渐好转，内环境紊乱得到纠正。以下治疗合理的是

A. 计算该患者总补钠量为 36g，应在第一天补充其 1/3 量

B. 计算该患者总补钠量为 46g，应在第一天补充其 1/3 量

C. 计算该患者总补钠量为 90g，应在第一天补充其 1/3 量

D. 第一天的钠盐可先给 5% 氯化钠溶液，再补给生理盐水

E. 第一天的钠盐可先给 10% 氯化钠溶液，再补给生理盐水

F. 尿量达到 30ml/h 后，可补充钾盐

G. 尿量达到 40ml/h 后，可补充钾盐

H. 补充 Na^+ 时，血 Na^+ 升高速度不应超过 0.5mmol/(L·h)

I. 补充 Na^+ 时，血 Na^+ 升高速度不应超过 1 ~ 2mmol/(L·h)

75. 该患者发生代谢性碱中毒的原因是

A. HCl 因呕吐而丢失

B. 肠液中 $NaHCO_3$ 分泌减少

C. 分泌入肠的 $NaHCO_3$ 不被 HCl 中和，引起肠液中 HCO_3^- 升高而使其重吸收增加

D. 血 K^+ 下降时，肾小管上皮细胞排 K^+ 减少、排 H^+ 增加

E. 低血 K^+ 时由于离子转移而 H^+ 移入细胞内

F. 醛固酮分泌增多而促进 Na^+ 重吸收并促使 H^+ 和 K^+ 排出

G. 当原尿中 Cl^- 降低时，肾小管 H^+、K^+ 排出增多，Na^+、HCO_3^- 重吸收增加

（76～81 共用题干）

男，56 岁。因“双下肢乏力伴体重增加 1 年”于 2012 年 1 月就诊。1 年前无明显诱因出现双下肢乏力，伴易疲劳。1 年内体重增加 5kg。但无发热，无盗汗，无头晕、头痛，无视物模糊。查体可见血压 150/95mmHg，HR 79 次/分，满月脸，中心性肥胖，身高 159cm，体重 60kg，BMI 23.7kg/m²，双下肢近端肌肉萎缩。未见痤疮，未见皮肤菲薄、瘀点瘀斑，未见紫纹，未见双下肢水肿。

76. 依据患者目前临床特征，需要考虑以下哪几种疾病

A. 重症肌无力

B. 甲状腺功能减退

C. 库欣综合征

D. 原发性高血压

E. 原发性醛固酮增多症

F. 周期性瘫痪

G. 嗜铬细胞瘤

77. 如需要筛查库欣综合征，患者应行以下哪些检查

A. 血、尿同步电解质

B. 血气分析

C. 血浆 ACTH 水平

D. 肾上腺增强 CT

E. 24 小时尿游离皮质醇

F. 午夜唾液皮质醇水平

G. 垂体 MRI + 动态增强

H. 1mg 过夜地塞米松抑制试验

I. 低剂量地塞米松抑制试验（2mg/d，48 小时）

J. 血清皮质醇节律

K. 骨密度检查

78. （提示：患者进行血清皮质醇日节律检查示：8AM、4PM、0AM 的血清皮质醇分别为：1421nmol/L、1090nmol/L、836nmol/L；24 小时尿游离皮质醇 11698nmol/d；1mg 过夜地塞米松抑制试验当日 8AM 血清皮质醇 1258nmol/L；午夜血浆 ACTH 水平 217pg/ml。）以下叙述正确的是

A. 1mg 过夜地塞米松抑制试验为阴性

B. 患者血清皮质醇日节律存在

C. 患者库欣综合征诊断明确

D. 患者为 ACTH 非依赖性库欣综合征

E. 患者库欣病诊断明确

F. 应行垂体 MRI + 动态增强检查

79. 患者行肾上腺 CT 平扫 + 增强提示双侧肾上腺轻度增生；垂体 MRI + 动态增强检查可见如下图像。表述正确的是

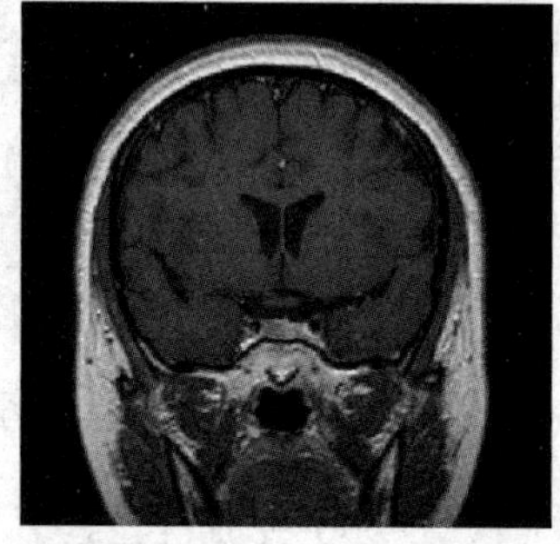

A. 垂体 MRI 未见明显异常

B. 垂体右侧可见低信号影，考虑为垂体微腺瘤

C. 垂体柄居中

D. 必要时行岩下静脉窦采血（IPSS）进一步明确诊断

E. 患者需要行视野检查

F. 大剂量地塞米松抑制试验可能被抑制

80.（提示：患者诊断为库欣病，2 个月后患者为准备手术再次入院时查 8AM、4PM、0AM 的血清皮质醇分别为：384nmol/L、223nmol/L、138nmol/L；24 小时尿游离皮质醇 2538nmol/d；1mg 过夜地塞米松抑制试验当日 8AM 血清皮质醇 36nmol/L；午夜血浆 ACTH 水平 21.2pmol/L。）此时应考虑

A. 药物源性库欣综合征

B. 重度肾功能不全

C. 垂体瘤卒中

D. 周期性库欣综合征

E. 应激因素

F. Addison 病

G. 垂体无功能微腺瘤

H. 原发性醛固酮增多症

81. 经过半年随访、复查后，患者确诊为周期性库欣病，以下诊疗措施首选的是

A. 单侧肾上腺切除术

B. 口服米托坦治疗

C. 经蝶垂体手术

D. 立体定向垂体放射治疗

E. 口服溴隐亭治疗

F. 口服赛庚啶治疗

（82～87 共用题干）

男，55 岁。1 年前无明显诱因出现怕热、乏力，在当地医院诊断为甲状腺功能亢进症。服用甲巯咪唑 30mg/d 后症状明显好转。2 个月前因皮肤瘙痒，自行停用抗甲状腺药物。入院前 4 日出现咳嗽、咳痰、发热，未进行任何诊治。入院前 1 日出现神志不清，大汗淋漓。既往体健，家族中无类似患者。体格检查：T 39℃，R 26 次/分，BP 90/60mmHg，P 160 次/分。意识不清，皮肤潮红，甲状腺Ⅲ度肿大，质韧，可闻及血管杂音。左肺下部可闻及干、湿啰音，心率 158 次/分，律齐，S1 亢进。腹平软，肝脾未触及。双下肢无水肿。双侧腱反射对称活跃，病理征未引出。胸片提示：左肺下叶炎症。甲功三项：FT_3 23.28pmol/L(参考值:2.91～9.08)、FT_4 52.83pmol/L（参考值：9.05～25.5）、TSH 0.01μIU/ml（参考值：0.25～5.0）；血常规：白细胞 15×10^9/L，中性粒细胞比例 82%。

82. 该患者目前最核心的临床问题是

A. 甲状腺功能亢进症

B. 肺部感染

C. 甲状腺危象

D. 代谢性脑病

E. 低血压休克

F. 高热

83. 甲状腺危象常见的诱发因素有哪些

A. 手术

B. 感染

C. 创伤

D. 精神刺激

E. ^{131}I 治疗

F. 甲亢术前准备不充分

84. 该患者应采取的治疗措施包括哪些

A. 迅速抑制甲状腺激素合成，首选丙硫氧嘧啶

B. 迅速抑制甲状腺激素释放，可选择碘制剂

C. 降低周围组织对甲状腺激素的反应，可选择 β 受体阻断剂

D. 等待血清 T_4 测定结果，暂不治疗

E. 抗感染治疗

F. 大剂量阿司匹林退热

85. 甲状腺危象时静滴氢化可的松的目的是

A. 拮抗应激
B. 使血中甲状腺激素水平下降
C. 使甲状腺激素合成减少
D. 降低周围组织对甲状腺激素的反应
E. 使周围组织对儿茶酚胺的反应减弱
F. 纠正甲状腺危象引起的相对性肾上腺皮质功能减退

86. 该患者在甲状腺危象缓解后接受了放射性^{131}I治疗，第三天出现颈痛、颈前压迫感，伴发热、乏力及吞咽困难，考虑何种并发症
A. 碘过敏
B. 放射性甲状腺炎
C. 放射性咽喉炎
D. 放射性喉返神经炎
E. 前期使用激素引起的上呼吸道感染
F. 前期使用激素引发了化脓性甲状腺炎
G. 同时合并了亚急性甲状腺炎

87. 针对放射性甲状腺炎应如何治疗
A. 可给予镇静治疗
B. 可给予非甾体抗炎药治疗
C. 症状较重者可给予肾上腺皮质激素治疗
D. 心率偏快可使用β受体阻断剂对症处理
E. 甲状腺毒症明显者可短期用抗甲状腺药
F. 出现严重的喉头水肿时，需作气管切开

(88 ~91 共用题干)

男性，51 岁。CT 检查双侧肾上腺稍增大，血尿醛固酮均增高，经地塞米松治疗有好转。

88. 下列不予考虑的疾病为
A. 原发性醛固酮增多症
B. 急进性恶性高血压
C. 范科尼综合征
D. 慢性肾小管性酸中毒
E. Bartter 综合征
F. Gitelman 综合征

89. 为鉴别此患者醛固酮增多症是原发还是继发，下列最具鉴别意义的检查是
A. 血浆心钠素测定
B. 肾上腺 MRI
C. 肾上腺 CT 检查
D. 血钠/血钾比值
E. 血管紧张素Ⅱ和血浆肾素活性测定
F. 肾上腺 B 超检查

90. 患者应诊断为
A. 继发性醛固酮增多症
B. 醛固酮瘤
C. 特发性醛固酮增多症
D. 地塞米松可抑制性醛固酮增多症
E. 结节性肾上腺增生引起的醛固酮增多
F. 假性醛固酮增多症

91. 如果确诊为糖皮质激素可抑制性醛固酮增多症，应选择的治疗药物不包括
A. 螺内酯（安体舒通）
B. 氨鲁米特（氨基导眠能）
C. 地塞米松
D. 酮康唑
E. 甲吡酮
F. 氨苯蝶啶

(92 ~94 共用题干)

男性，69 岁。因双下肢麻木、发凉 3 年来诊。吸烟史 25 年，糖尿病病史 12 年，高血压病史 12 年。一直口服降糖药物治疗，空腹血糖 7mmol/L 左右，餐后 2 小时血糖约 10mmol/L。近 3 年自觉双下肢麻

木，发凉，有间歇性跛行，无静息痛。查体：血压148/90mmHg，10g尼龙丝触觉减退，踝反射减退，两侧足背动脉、胫后动脉搏动减弱，右足底见胼胝，足无畸形，趾间真菌感染，双下肢轻度水肿。

92. 为预防糖尿病足的发生，正确的措施有
A. 每天洗足，用抗真菌软膏
B. 卧床休息
C. 戒烟
D. 夜间用热水袋保暖
E. 用鸡眼膏祛除胼胝
F. 根据喜好穿布鞋、皮鞋或拖鞋

93. 该患者在修剪右足胼胝后，局部创面难以愈合。为进一步治疗溃疡，考虑的检查有
A. 下肢血管超声
B. 神经肌电图
C. 下肢血管造影
D. 经皮氧分压测定
E. 创面分泌物培养
F. 足MRI

94. 该患者优先考虑的治疗手段有
A. 应用胰岛素降糖，加强血压控制
B. 血管内介入治疗
C. 局部外用敷料
D. 静脉应用前列地尔、α-硫辛酸
E. 自体干细胞移植
F. 应用抗生素

（95～100共用题干）

女性，30岁。因“颈部疼痛、发热3天”来诊。3天前患者开始出现颈部疼痛，向耳后放射，伴发热，最高39.4℃，伴心悸，心率100次/分，伴怕热、多汗，无咳嗽、咳痰、胸痛、呼吸困难，无吞咽困难。

95. 该患者目前可能性最大的诊断是
A. 上呼吸道感染
B. 化脓性扁桃体炎
C. 甲状腺功能亢进症
D. 肺结核
E. 颞动脉炎
F. 甲亢危象
G. 亚急性甲状腺炎

96. 下列哪些检查可用于鉴别Graves病与亚急性甲状腺炎
A. TSH
B. FT_3、FT_4
C. TPOAb
D. 甲状腺核素扫描
E. ^{131}I摄取率
F. TgAb
G. TSAb

97. 亚急性甲状腺炎发病期间，血清T_3、T_4和^{131}I摄取率一般呈现哪一种（或哪几种）变化
A. T_3、T_4和^{131}I摄取率均增高
B. T_3、T_4和^{131}I摄取率均下降
C. T_3、T_4增高，同时^{131}I摄取率下降
D. T_3、T_4下降，同时^{131}I摄取率升高
E. T_3、T_4正常，同时^{131}I摄取率增高
F. T_3、T_4正常，同时^{131}I摄取率下降
G. T_3、T_4增高，同时^{131}I摄取率正常

98. 对于亚急性甲状腺炎的病情和预后，一般认为
A. 自限性
B. 预后良好
C. 如果不治疗，逐步恶化；治疗得当，可以逆转
D. 如果不治疗，逐步恶化；治疗得当，也只能延缓
E. 可能有一过性甲状腺功能亢进

F. 可能有一过性甲状腺功能减退

G. 甲亢若不治疗，不会好转

99. 下列哪几种药物可以用于治疗亚急性甲状腺炎

A. 布洛芬

B. 丙基硫氧嘧啶

C. 泼尼松

D. 地塞米松

E. 醋酸氢化可的松

F. 甲巯咪唑

G. 放射碘治疗

100. 针对亚急性甲状腺炎患者的甲亢治疗，以下正确的是

A. 给予他巴唑

B. 给予硝苯地平

C. 放射碘治疗

D. 给予普萘洛尔

E. 给予酒石酸美托洛尔

F. 低于硒酵母片

G. 给予碘剂

全真模拟试卷（二）

一、单选题：每道试题由1个题干和5个备选答案组成，题干在前，选项在后。选项A、B、C、D、E中只有1个为正确答案，其余均为干扰选项。

1. 慢性淋巴细胞性甲状腺炎没有
   A. 甲状腺肿大
   B. 甲状腺大小正常
   C. TRAb高
   D. 低碘摄入史
   E. 高碘摄入史

2. 男性，66岁，高血压史30年，糖尿病史1年，未规律服用降糖药物，身高164cm，体重72kg，血清肌酐146μmol/L，空腹血糖8.5mmol/L，不应采取的治疗方案是
   A. 应用胰岛素
   B. 应用格列喹酮
   C. 应用瑞格列奈
   D. 应用阿卡波糖+中效胰岛素
   E. 应用二甲双胍

3. 以下对甲状腺素结合球蛋白（TBG）无影响的是
   A. 妊娠
   B. 雄激素、糖皮质激素
   C. 肝炎、重症肝炎
   D. 肾病综合征、低蛋白血症
   E. 肺部感染

4. 糖尿病酮症酸中毒的早期表现为
   A. 多尿，烦渴，多饮
   B. 呼吸有烂苹果味
   C. 皮肤弹性差
   D. 血压下降
   E. 嗜睡

5. 由下丘脑分泌并储存于神经垂体的激素是
   A. 血管升压素、催产素
   B. 生长抑素
   C. 促甲状腺激素释放激素
   D. 黄体生成素、促卵泡素
   E. 催乳素

6. 双胍类药物的作用机制不包括
   A. 抑制肝脏葡萄糖的摄取与利用
   B. 增加胰岛素水平
   C. 提高外周组织对葡萄糖的摄取和利用
   D. 改善胰岛素敏感性，减轻胰岛素抵抗
   E. 促进无氧糖酵解

7. 胸膜摩擦感与心包摩擦感的鉴别要点是
   A. 有无心脏病史
   B. 病人体质状况
   C. 屏气时摩擦感是否消失
   D. 咳嗽后摩擦感是否消失
   E. 变动体位摩擦感是否消失

8. 下述不属于内分泌疾病的是
   A. 桥本甲状腺炎甲亢
   B. 毒性弥漫性甲状腺肿
   C. 慢性淋巴细胞性甲状腺炎
   D. 黏液性水肿
   E. 原发性慢性肾上腺皮质功能减退症

9. 某妊娠2个月的患者经检查确诊为Graves病，其甲状腺Ⅱ度肿大，经ATD治疗10周后甲亢症状基本缓解，检查

血常规发现白细胞为 $1\times10^9/L$，中性粒细胞为 $0.5\times10^9/L$，则进一步的治疗应为

A. 继续应用ATD治疗，但应减少剂量
B. 停用ATD治疗，加用升白细胞的药物
C. 甲状腺次全切除术
D. ^{131}I 治疗
E. β-受体阻断剂

10. 不符合甲亢性心脏病的描述是
A. 多数病程较短
B. 男性多见
C. 与甲亢严重程度呈正相关
D. 多为中老年患者
E. 可发生严重的心律失常

11. 有关Sheehan综合征的叙述，正确的是
A. 多由颅内感染所致
B. 产后无乳，月经规律
C. 腋毛脱落
D. 可出现体重增长，乏力
E. 治疗需首先补充甲状腺激素

12. 垂体后叶储存的激素是
A. 抗利尿激素
B. 催乳素
C. 生长激素
D. 促肾上腺皮质激素
E. 促性腺激素

13. 下列哪种降糖药的作用机制不是刺激胰岛β细胞分泌胰岛素
A. D860　B. 达美康缓释片
C. 优降糖　D. 消渴丸
E. 伏格列波糖

14. 低血糖所致脑功能障碍的受累部位从哪里开始
A. 大脑皮质　B. 皮质下中枢
C. 中脑　D. 延髓
E. 下丘脑

15. 高渗性缺水时，补液错误的是
A. 补水为主，补钠为辅
B. 经静脉补充高渗盐水
C. 经口鼻饲者直接补充水分
D. 经静脉补充生理盐水
E. 适当补钾及碱性液

16. 男，19岁。因“阴茎小”就诊。查体发现身高178cm，体重66kg，胡须缺如，喉结未发育，阴茎如儿童大小，嗅觉减退。可能诊断
A. Klinefelter综合征
B. Turner综合征
C. Kallmann综合征
D. Cushing综合征
E. 原发性肾上腺增生

17. 下列哪项临床特征不会出现在下丘脑综合征中
A. 两性畸形
B. 特发性高钠血症
C. 性早熟
D. 尿崩症
E. 嗅觉减退

18. 下列关于抗利尿激素分泌不当综合征的说法，错误的是
A. 多数患者在限制水分时，可不表现典型症状
B. 多为正常容量性低钠血症
C. 细胞外液容量减少
D. 血浆AVP相对于血浆渗透压呈不适当的高水平
E. 尿渗透压常高于血浆渗透压

19. 原发性醛固酮增多症与Liddle综合征的区别在于
A. 醛固酮水平　B. 高血压水平
C. 血钾水平　D. 尿钾水平

E. 血液 pH 水平

20. 饥饿试验主要用于协助诊断以下哪些疾病

A. 甲状腺功能亢进症

B. 甲状腺功能减退症

C. 胰岛素瘤

D. 尿崩症

E. 库欣综合征

21. 垂体的微腺瘤和大腺瘤主要以直径多少毫米为界

A. 1mm　　B. 5mm

C. 10mm　　D. 15mm

E. 20mm

22. 以下药物中不能应用于多囊卵巢综合征治疗的是

A. 阿卡波糖　　B. 罗格列酮

C. 二甲双胍　　D. 二氢睾酮

E. 氯米芬

23. 女性，60 岁，糖尿病 12 年。1 年前自感双足趾端麻木，下肢远端皮肤针刺样疼痛。体检：营养中等，双手骨间肌轻度萎缩，双上肢肌力 4 级。双肺未闻及干湿啰音，下肢远端痛、温觉均减退，病理反射阴性。空腹血糖 14.1mmol/L。最可能的诊断为

A. 脑梗死

B. 周围神经炎

C. 糖尿病周围血管病变

D. 糖尿病自主神经病变

E. 糖尿病神经病变

24. 关于抗利尿激素代偿性分泌增多时的叙述，不正确的是

A. 体液有效循环容量减少

B. 当限水后尿钠排出可减少

C. 肾上腺皮质功能减退

D. 由药物引起者，停药后可迅速缓解

E. 体液胶体渗透压下降

25. 关于胰岛素瘤，以下叙述错误的是

A. 发作时血糖低于 2.8mmol/L

B. 提供糖后低血糖症状迅速缓解

C. 禁食 72 小时仍无发作，可继续禁食

D. 胰岛素释放指数 >0.4

E. 空腹与运动能促使低血糖发作

二、多选题：每道试题由 1 个题干和 5 个备选答案组成，题干在前，选项在后。选项 A、B、C、D、E 中至少有 2 个正确答案。

26. 关于血浆渗透压的叙述，正确的是

A. 临床以 mOsm/L 或 mOsm/（kg · H_2O）表示体液渗透压

B. 正常葡萄糖和尿素氮对渗透压影响不大，但明显升高时，可导致高渗状态

C. Na^+ 是维持血浆渗透压的主要因素

D. 血浆渗透压 =2（Na^+ + K^+）+ 葡萄糖 + 尿素氮（mmol/L）

E. Ca^{2+} 是维持血浆渗透压的主要因素

27. 评价低血糖症的实验室检查有

A. 48～72 小时饥饿测试

B. 血浆胰岛素测定

C. 胰高血糖素兴奋试验

D. 甲状腺素检查

E. 脑垂体检查

28. 钾的主要生理作用是

A. 维持细胞膜的应激性

B. 维持细胞的正常代谢

C. 维持心肌的正常功能

D. 维持细胞内容量

E. 维持渗透压及酸碱平衡

29. 下列有关醛固酮瘤的叙述，正确的是

A. 约占原醛症的 50%～60%

B. 约占原醛症的 35%

C. 患者血浆醛固酮浓度与血浆 ACTH

的昼夜节律平行

D. 多为一侧腺瘤，包膜完整

E. 患者血浆醛固酮浓度对血浆肾素的变化无明显反应

30. 单纯性甲状腺肿的特点有

A. T_4，T_3基本正常

B. 甲状腺摄碘率升高，高峰前移

C. T_3抑制试验可抑制

D. 地方性分布者常为缺碘所致

E. 常伴明显突眼

31. 临床上根据血液 pH 值，可以作出以下哪些判断

A. 可以判断机体是酸中毒还是碱中毒，pH < 7.35 为酸中毒，pH > 7.45 为碱中毒

B. 血液 pH 值正常，可提示没有发生任何酸碱平衡紊乱

C. 血液 pH 值正常，可提示代偿性酸中毒或代偿性碱中毒

D. 血液 pH 值正常，可提示混合型酸碱平衡紊乱，如代谢性酸中毒合并呼吸性碱中毒，呼吸性酸中毒合并代谢性碱中毒等

E. 血液 pH 值增高提示失代偿性碱中毒；血液 pH 值降低提示失代偿性酸中毒

32. 以下库欣综合征的病因中，伴有明显低血钾性碱中毒的是

A. 库欣病

B. ACTH 非依赖性双侧肾上腺大结节增生症（AIMAH）

C. 肾上腺皮质腺瘤

D. 肾上腺皮质癌

E. 异位 ACTH 综合征

33. Wolfram 综合征的主要临床症状包括

A. 尿崩症　　B. 糖尿病

C. 低血糖　　D. 耳聋

E. 视神经萎缩

34. 鞍区主要指以蝶鞍为中心的解剖范围，主要包括

A. 鞍下方的蝶窦，鞍上方的视交叉、下丘脑

B. 鞍旁（两侧）的海绵窦，鞍后方的斜坡上段骨质，鞍前方的眶尖

C. 垂体柄通过鞍隔孔将下丘脑正中隆起与垂体相连，下丘脑位于垂体上方

D. 垂体位于鞍内，下丘脑前方为视交叉，后方为乳头体，下底部为灰结节

E. 筛窦和上鼻甲

35. 下列哪些试验可用于评估下丘脑－垂体－肾上腺皮质轴功能

A. 小剂量地塞米松抑制试验

B. CRH 兴奋试验

C. ACTH 兴奋试验

D. 螺内酯（安体舒通）试验

E. 卡托普利（开博通）试验

36. 下列何项是嗜铬细胞瘤少见临床征象

A. 阵发性高血压

B. 持续性高血压阵发性加剧

C. 高血压与低血压交替发作

D. 严重心律失常

E. 腹部剧痛、休克等腹症表现

37. 引起空腹低血糖的常见原因是

A. 肝源性低血糖症

B. 胃大部切除术

C. 胰岛素瘤

D. 2 型糖尿病早期

E. 药源性低血糖症

38. 下列哪些激素是与核受体结合而发挥作用

A. 糖皮质激素

B. 雄激素

C. 甲状旁腺素

D. 雌、孕激素

E. 1，25 - $(OH)_2D_3$

39. 糖皮质激素可治疗下列哪些疾病导致的高钙血症

A. 高钙血症伴发实性恶性肿瘤

B. 甲状旁腺功能亢进症

C. 肉芽肿病

D. 多发性骨髓瘤

E. 维生素D中毒

40. 甲状腺相关性眼病包括

A. 上睑退缩　　B. 回落延迟

C. 睑闭合不全　　D. 眼外肌肥大

E. 复视

41. 下列哪些药物可以治疗库欣综合征

A. 酮康唑　　B. 密妥坦

C. 硝苯地平　　D. 甲吡酮

E. 氨鲁米特

42. 下列哪些疾病对应的 ACTH 属于降低水平

A. 库欣病

B. Addison 病

C. 异位 ACTH 综合征

D. Sheehan 综合征

E. 肾上腺腺瘤

43. 不属于原发性甲状旁腺功能亢进症的常规生化检查项目的是

A. 血钙、血磷

B. 肝肾功能

C. 血碱性磷酸酶

D. 血 PTH

E. 血降钙素

44. 关于甲状旁腺功能减退症的描述，下列正确的有

A. 可出现指端或口周麻木和刺痛

B. 血清钙一般 < 2mmol/L

C. 手足搐搦

D. 甲状腺自身抗体强阳性

E. 甲状腺自身抗体阴性

45. 估计肥胖程度、体重指数（BMI），以下人群可能偏差较大的是

A. 健美爱好者

B. 儿童

C. 肾病综合征患者

D. 老年人

E. 肝脏疾病患者

三、共用题干单选题：以叙述一个以单一病人或家庭为中心的临床情景，提出 2～6 个相互独立的问题，问题可随病情的发展逐步增加部分新信息，每个问题只有 1 个正确答案，以考查临床综合能力。答题过程是不可逆的，即进入下一问后不能再返回修改所有前面的答案。

（46～48 共用题干）

男，16 岁，因“怕热、多汗、心悸 1 年伴乳房肿胀半年”来诊。查体：P 92 次/分；消瘦；双眼无突出，甲状腺 Ⅰ 度弥漫性肿大；双侧乳房可触及直径约 2 cm 的圆盘状乳腺组织，边界清，无粘连，有压痛；心、肺、腹体检未见明显异常；双手细震颤（+）；外生殖器未见异常。

46. 该患者的乳房发育最可能是

A. 甲状腺功能亢进引起的乳房发育

B. 青春期男子乳房发育

C. 特发性男子乳房发育

D. 甲状腺功能减退引起的乳房发育

E. 睾丸功能减退伴发的乳房发育

47. 为明确诊断，下一不需做的检查是

A. 甲状腺功能测定

B. 性腺功能测定

C. 甲状腺 B 超

D. 乳腺B超
E. 胸部X线片

48. 应给予的治疗是
A. 手术治疗
B. 抗甲状腺药物
C. 他莫西芬
D. 放射治疗
E. 雄激素制剂

（49～52共用题干）

男，42岁，因“进行性乏力、纳差伴反复性干咳3个月，发作性软瘫1次”来诊。查体：BP 150/100 mmHg；BMI 25 kg/m²，腹围90 cm；轻度“满月脸”，下腹部两侧少量紫纹；无颈项强直；HR 112次/分，律齐，未闻及杂音；无双下肢水肿。

49. 首先考虑的诊断是
A. 皮质醇增多症
B. 原发性醛固酮增多症
C. 原发性高血压
D. 嗜铬细胞瘤
E. 肺癌伴异位激素分泌综合征

50. 有助于诊断的检查是
A. 血钙水平
B. 血清胰岛素水平
C. 胸部CT
D. 电解质
E. 皮质醇

51. 为了明确患者乏力和软瘫发作的原因，必需的实验室检查是
A. 测定血钾
B. 测定血pH
C. 测定血钙
D. 同时测定血钾和24 h尿钾
E. 测定维生素D_3

52. 根据以上检查结果，为做出完整诊断，还应该
A. 测定血清IFG－Ⅱ水平
B. 测定血清TSH水平
C. 大剂量地塞米松抑制试验
D. 测定血皮质醇和ACTH水平
E. 测定皮质醇节律

（53～54共用题干）

男性，46岁，烦渴、多饮、多尿、消瘦4年，既往6年前因尿常规检查发现镜下血尿，病理诊断为慢性肾小球肾炎，未特殊治疗。无糖尿病家族史，BMI 24.6 kg/m²。查空腹血糖6.7mmol/L，HbA1c 6.6%，肝肾功能正常。尿常规检查：16个红细胞/高倍视野，尿糖＞55mmol/L。

53. 为明确尿糖高的诊断，患者应该首先进行何种检查
A. 重复糖化血红蛋白检测
B. 重复空腹血糖检测
C. OGTT试验
D. 尿微量蛋白测定
E. 尿渗透压测定

54. 如此病人的OGTT结果回报：空腹及口服75g葡萄糖后30分钟、1小时、2小时、3小时的血糖（mmol/L）分别为6.1、8.6、7.9、7.2、5.3（mmol/L）。尿糖（＋＋）、（＋＋＋）、（＋＋＋＋）、（＋＋＋）、（＋＋），复查HbA1c。对此病人诊断最全面的是
A. 空腹血糖受损，需要定期复查
B. OGTT正常
C. 可诊断糖尿病，可能合并肾糖阈降低
D. 目前可诊断糖耐量减退
E. 空腹血糖受损并肾糖阈降低

（55～56共用题干）

女性，40岁，主因“口干、多饮、多尿、体重下降1年，恶心、呕吐1天”就诊既往无糖尿病家族史，查体：体型消瘦，

测空腹血糖 19.6mmol/L，尿糖（+++），尿酮体（+++）。

55. 该患者最需要进行哪两种糖尿病类型的鉴别
    A. 2 型糖尿病与 MODY
    B. 2 型糖尿病与 LADA
    C. LADA 与 MODY
    D. LADA 与特发性 1 型糖尿病
    E. 2 型糖尿病与线粒体基因突变糖尿病

56. 若要进行鉴别诊断，最有意义的实验室检查项目为
    A. OGTT 试验
    B. 空腹 C 肽水平
    C. 胰岛素抗体
    D. 胰岛细胞抗体
    E. 谷氨酸脱羧酶抗体

（57 ~ 60 共用题干）

女性，38 岁，主因“烦渴、多饮、多尿 1 个月余”就诊。尿常规提示尿比重 1.003。

57. 下列不予首先考虑的疾病是
    A. 完全性中枢性尿崩症
    B. 部分性中枢性尿崩症
    C. 肾性尿崩症
    D. 原发性醛固酮增多症
    E. 慢性肾脏疾病

58. 为进一步明确诊断，最佳检查为
    A. 监测每日尿量
    B. 禁水 - 加压素试验
    C. 高渗盐水试验
    D. 血浆 AVP 测定
    E. AVP 抗体和抗 AVP 细胞抗体测定

59. 如采用禁水 - 加压素试验鉴别完全性与部分性中枢性尿崩症，下列最具鉴别诊断意义的是
    A. 禁水后尿量减少程度和体重变化
    B. 禁水后尿比重和尿渗透压变化
    C. 禁水后血渗透压变化
    D. 注射垂体加压素后尿液是否浓缩
    E. 禁水后血渗透压平均值是否高于 300mOsm/（kg · H_2O），注射垂体加压素后尿渗透压升高是否超过 9%

60. 下列哪种药物不能用于治疗尿崩症
    A. 醋酸去氨加压素片
    B. 螺内酯
    C. 氢氯噻嗪
    D. 氯磺丙脲
    E. 卡马西平

（61 ~ 62 共用题干）

男性，30 岁。因“溃疡病”大出血，输入库存血 1500ml，发现呼吸深快，有烂苹果味，皮肤青紫，血压 90/75mmHg，实验检查血清钾 7.0mmol/L，钠 135mmol/L，动脉血 pH 7.2，血浆 HCO_3^- 17mmol/L。

61. 该病人酸碱失衡为
    A. 代谢性碱中毒
    B. 代谢性酸中毒
    C. 呼吸性碱中毒
    D. 呼吸性酸中毒
    E. 代谢性酸中毒，合并呼吸性酸中毒

62. 该病人典型的心电图早期改变为
    A. T 波高尖，Q - T 间期延长
    B. QRS 波增宽
    C. P - R 间期延长
    D. 出现 U 波
    E. T 波降低、变宽、双相或倒置

（63 ~ 65 共用题干）

男性，20 岁，身高 178cm，体重 78kg，发作性高血压 6 个月，发作时测高压最高 260/130mmHg，发作时伴头痛、心悸、多汗。

63. 以下检查对诊断最有意义的是
A. 血糖
B. 电解质
C. 血脂
D. 24 小时尿儿茶酚胺
E. 肝功能

64. 对患者进一步行腹部 CT 可见左侧肾上腺一大小约 3cm×3cm 大小肿物，其最有效的治疗方案为
A. 暂不处理，定期随访
B. 规律服用硝苯地平
C. 规律服用盐酸二甲双胍
D. 手术切除肿物
E. 伽马刀放射治疗

65. 就诊期间患者再次发作头痛、心悸、多汗，测血压 165/135mmHg。现在应该立即采取的治疗方案为
A. 立即手术治疗
B. 立即舌下含服硝酸甘油
C. 立即静推苄胺唑啉
D. 平卧休息，观察病情
E. 立即皮下注射胰岛素

四、案例分析题：每道案例分析题至少 3~12问。每问的备选答案至少 6 个，最多 12 个，正确答案及错误答案的个数不定。考生每选对一个正确答案给 1 个得分点，选错一个扣 1 个得分点，直至扣至本问得分为 0，即不含得负分。案例分析题的答题过程是不可逆的，即进入下一问后不能再返回修改所有前面的答案。

（66~70 共用题干）

女，22 岁。单位体检发现甲功异常，查体：甲状腺不大。实验室检查：TSH 6.15mIU/L（0.35 ~ 4.94mIU/L），FT_4 12.78pmol/L（9.01 ~ 19.05pmol/L），FT_3 3.14pmol/L（2.63 ~ 5.70pmol/L），TPOAb 4.94（0 ~ 5.61IU/ml），TgAb 2.28（0 ~ 4.11IU/ml），两个月后复查甲功，TSH 5.87mIU/L，FT_4 13.17pmol/L，FT_3 2.96pmol/L。

66. 该患者首先考虑
A. 甲状腺功能减退症
B. 甲状腺功能亢进症
C. 亚临床甲状腺功能减退症
D. 亚临床甲状腺功能亢进症
E. 甲状腺激素抵抗综合征
F. 甲状腺功能正常的病态综合征

67. 若该患者考虑为亚临床甲状腺功能减退症，该病主要依据实验室诊断，需要排除其他原因引起的 TSH 增高，以下哪些情况可导致 TSH 增高
A. 患者存在抗 TSH 自身抗体
B. 低 T_3 综合征的恢复期
C. 糖皮质激素缺乏
D. 糖皮质激素过多
E. 肾功能不全
F. 寒冷暴露
G. 炎热暴露
H. 中枢性甲减
I. 骨质疏松症
J. 使用二甲双胍

68. 该疾病对人体的主要危害是
A. 发展为临床甲减
B. 血脂代谢异常
C. 骨质疏松症
D. 妊娠期亚临床甲减会对后代智力产生影响
E. 无特殊危害
F. 是缺血性心脏病的危险因素

69. 两年后患者复查甲功，结果显示 TSH 21.87mIU/L，FT_4 8.11pmol/L，FT_3 2.01pmol/L。此时应如何处理
A. 不予特殊处置，暂观察
B. 加用糖皮质激素治疗

C. 口服 L－T_4治疗
D. 甲状腺细针穿刺细胞学检查
E. 放射性碘治疗
F. 口服甲巯咪唑治疗

70. 经 L－T_4治疗后，患者甲功恢复正常，TSH 2.37mIU/L，一个月后发现怀孕，此时应如何调整 L－T_4治疗剂量
A. 增加 L－T_4的剂量 5%～10%
B. 增加 L－T_4的剂量 10%～15%
C. 增加 L－T_4的剂量 20%～25%
D. 增加 L－T_4的剂量 30%～50%
E. L－T_4的剂量加倍
F. 无需调整 L－T_4的剂量

（71～75 共用题干）

男性，24 岁。因性功能下降 4 年就诊。查体：身高 175cm；皮肤无色素沉着，无胡须和喉结，有乳腺发育，无腋毛，阴毛少许，睾丸约 3ml，质韧，阴茎约 4cm。

71. 患者最可能的诊断是
A. Klinefelter 综合征
B. 低促性腺激素型性腺功能减退症
C. Turner 综合征
D. 先天性肾上腺皮质增生
E. 心肌炎
F. 高促性腺激素型性腺功能减退症

72. 下列检查中可作为确诊依据的是
A. GnRH 兴奋试验
B. 垂体 MRI
C. 染色体核型
D. 左手正位 X 线片评价骨龄
E. 外周性激素和促性腺激素测定
F. HCG 兴奋试验

73. 患者的染色体核型特征最常见的是
A. 47，XXY　B. 45，X
C. 47，X　D. 45，XXY
E. 47，XYY　F. 45，XX

74. Klinefelter 综合征的治疗措施包括
A. GnRH 脉冲治疗
B. 雄激素替代治疗
C. 促性腺激素治疗
D. 心理及遗传咨询
E. 体外授精等辅助生育治疗
F. 鼓励患者参加克氏征病友互助组织

75. 由于患者需要雄激素长期替代治疗，下列情况属于治疗中禁忌证的是
A. 骨质疏松
B. 无精子生成
C. 前列腺结节
D. 糖、脂代谢异常
E. 促性腺激素水平高于正常
F. 红细胞增多症

（76～81 共用题干）

男性，24 岁。心悸、多食、消瘦、易激动 4 个月。甲状腺 I 度肿大，甲状腺吸碘率 3 小时 60%、24 小时 72%。

76. 患者体征表现为胫前黏液性水肿，眼裂增宽。应考虑的诊断是
A. 结节性甲状腺肿
B. 慢性甲状腺炎
C. Graves 病
D. 亚急性甲状腺炎
E. 甲状腺癌
F. 毒性甲状腺腺瘤

77. 本病的特征性症状为
A. 焦躁易怒
B. 食量大增
C. 房颤
D. 浸润性突眼
E. 周期性瘫痪
F. 高热

78. 关于胫前黏液性水肿的叙述，正确的是
A. 属于自身免疫性疾病

B. 是单纯性甲状腺肿的特有临床表现
C. 常与浸润性突眼并存
D. 电镜下见大量微纤维伴糖蛋白及酸性糖胺聚糖沉积
E. 病变皮肤光镜下见黏蛋白样透明质酸沉积
F. 伴多数带有颗粒的肥大细胞、吞噬细胞和成纤维细胞浸润

79. 患者经检查发现眼外肌受累，符合眼征分级为
A. 1 级　B. 2 级
C. 3 级　D. 4 级
E. 5 级　F. 6 级

80. 患者首先应进行的治疗措施为
A. 丙硫氧嘧啶治疗
B. 过氯酸钾治疗
C. 复方碘溶液治疗
D. 手术治疗
E. ^{131}I 治疗
F. β 受体阻断剂

81. 患者若进行进一步治疗，治疗方案正确的有
A. 定期随访
B. 定期查 FT_3、FT_4
C. 定期查 WBC + 分类计数（DC）
D. 症状消失，甲状腺功能正常时可停药
E. 抗甲状腺药物治疗 2 周后，可考虑加甲状腺制剂
F. 减少碘的摄入量

（82 ~ 85 共用题干）

女性，33 岁。闭经 1 年。查体：心、肺、腹未见明显异常，发育营养正常。

82. 应注意询问的病史是
A. 分娩史及产褥情况
B. 性格改变
C. 慢性肝病、结核病史
D. 既往月经史
E. 近期食欲、体重改变
F. 精神状态，是否剧烈运动

83. 对患者的查体重点不包括
A. 皮肤色泽、毛发分布
B. 突眼、心率快慢
C. 触发溢乳
D. 肥胖程度、脂肪分布
E. 视力、视野
F. 血压

84. 对确诊最有价值的检查为
A. 血压、血糖
B. LH、FSH、Fa 和 T_3 的测定
C. 垂体 X 线检查
D. PRL 和皮质醇的测定
E. 盆腔 B 超检查
F. 垂体 CT 检查

85. 如果 PRL 正常，最有助于催乳素瘤诊断的检查是
A. 垂体 X 线检查
B. ACTH 刺激试验
C. 多巴胺抑制试验
D. PRL 分泌节律
E. TRH 兴奋试验
F. 血总睾酮测定

（86 ~ 92 共用题干）

女性，28 岁，主因“怕冷、乏力、嗜睡、体重增加伴记忆力减退半年余”就诊。患者 3 年前有甲亢病史，未正规治疗，1 年前经人介绍服用某“药水”（具体不详），服药后心慌、怕热、多汗症状明显改善，近半年逐渐出现怕冷、乏力、嗜睡、记忆力减退，体重增加 10kg。

86. 根据上述描述，考虑该患者是何种疾病可能性最大
A. 甲状腺功能亢进症
B. 原发性甲状腺功能减退症

C. 继发性甲状腺功能减退症
D. 桥本甲状腺炎
E. 亚急性甲状腺炎
F. Sheehan 综合征
G. 腺垂体功能减退症

87. 该患者实验室检查可能出现的异常指标有
A. 血红蛋白水平升高
B. 血清甘油三酯降低
C. 血清 LDL－C 降低
D. 血清 HDL－C 降低
E. 血清 CK 增高
F. 血清 LDH 降低
G. 低胡萝卜素血症
H. 心包积液
I. 心电图 T 波高尖

88. 关于该患者甲功的检查，叙述正确的是
A. FT_4 上升　　B. FT_4 下降
C. FT_3 上升　　D. FT_3 下降
E. TSH 上升　　F. TSH 下降
G. rT_3 上升　　H. rT_3 下降

89. 下列哪项检查对于鉴别原发性甲状腺功能减退症和正常甲状腺病态综合征（低 T_3 综合征）最有价值
A. 血清 TT_3 水平检测
B. 血清 TT_4 水平检测
C. 血清 FT_3 水平检测
D. 血清 FT_4 水平检测
E. 血清 TSH 水平检测
F. 血清 rT_3 水平检测
G. 甲状腺摄碘率
H. 甲状腺超声
I. 甲状腺 ECT 扫描

90. 该患者的治疗一般可以应用下列哪些药物
A. 甲巯咪唑
B. PTU
C. 左甲状腺素钠
D. 甲状腺片
E. 强的松
F. 氢化可的松
G. 甲泼尼龙
H. 地塞米松

91. 如果该患者治疗后症状好转，1 年后拟妊娠，此时理想的指标水平是
A. FT_4 正常上限
B. FT_4 正常下限
C. FT_3 正常上限
D. FT_3 正常下限
E. TSH 正常上限
F. TSH 正常下限
G. TSH <2.5mU/L
H. rT_3 正常上限
I. rT_3 正常下限

92. 如果患者发生黏液性水肿昏迷，可能需要的药物是
A. L－T_4　　B. L－T_3
C. 复方碘剂　　D. 普萘洛尔
E. PTU　　F. 甲巯咪唑片
G. 氢化可的松

（93～100 共用题干）

男性，28 岁。因“右足第一跖趾关节疼痛 1 天”来急诊就诊。患者 1 天前出现右足第一趾疼痛难忍，伴红肿。查体：体温 36.8℃，右侧第一跖趾关节红肿，皮温升高，未见皮损。1 天前患者曾饮较多啤酒。

93. 目前该患者可能性最大的诊断是
A. 右足感染
B. 右侧跖趾骨折
C. 右侧足部创伤
D. 痛风性关节炎
E. 类风湿关节炎
F. 风湿性关节炎

G. 丹毒

94. 对于该患者的诊断价值最大的检查是
A. 血常规
B. 血沉
C. X 线片
D. 右足 MR
E. 血尿酸水平检测
F. 类风湿因子水平检测
G. C 反应蛋白水平检测
H. 咽拭子培养链球菌

95. 痛风的发生与以下哪些因素有关
A. 糖代谢异常
B. 脂质代谢异常
C. 蛋白代谢异常
D. 含氮物质排泄异常
E. 嘧啶代谢异常
F. 卟啉代谢异常
G. 嘌呤代谢异常
H. 尿酸排泄异常

96. 高尿酸血症出现下列哪几种情况称为痛风
A. 蛋白尿
B. 尿酸盐结晶沉积
C. 肾功能不全
D. 糖尿病
E. 肾结石
F. 关节畸形
G. 尿酸升高
H. 关节炎

97. 对于高尿酸血症和痛风的叙述，不正确的是
A. 高尿酸血症患者一定会发展为痛风
B. 急性关节炎通常是痛风的首发症状
C. 痛风发作通常在夜间
D. 痛风发作最常见的部位是跖趾关节
E. 关节液有尿酸盐结晶，可以确诊痛风发作
F. 可疑痛风石结晶针吸活检有尿酸盐结晶可以确诊痛风发作
G. 痛风发作期间不能应用降尿酸治疗
H. 有继发性痛风，也有原发性痛风

98. 痛风的特征性改变包括
A. Roth 斑
B. Osler 结节
C. Janeway 损害
D. 痛风石
E. 长时间可导致关节畸形
F. 睑结膜瘀点
G. 迁移性脓肿
H. 心瓣膜出现赘生物

99. 急性痛风性关节炎期可应用的药物包括
A. 呋塞米
B. 氨苯蝶啶
C. 秋水仙碱
D. 吲哚美辛
E. 泼尼松
F. 安体舒通
G. 环孢素 A
H. 抗生素

100. 痛风慢性期可以采取的措施不包括
A. 多饮水
B. 低嘌呤饮食
C. 噻嗪类利尿剂
D. 碳酸氢钠
E. 别嘌醇
F. 秋水仙碱
G. 非布司他
H. 苯溴马隆

全真模拟试卷（三）

一、单选题：每道试题由1个题干和5个备选答案组成，题干在前，选项在后。选项A、B、C、D、E中只有1个为正确答案，其余均为干扰选项。

1. 低密度脂蛋白的英文缩写是
   A. VLDL　　B. ASL
   C. CM　　D. HLD
   E. LDL

2. 女性，25岁，颈部隐痛1周，向耳部放射；其余无不适；查体：T 36.2℃，咽部无充血；甲状腺Ⅱ度弥漫性肿大，质地中等，轻度触痛；心肺腹（-）；ESR 12mm/第1小时末，T_3、T_4正常；最可能的诊断是
   A. 亚急性甲状腺炎
   B. 桥本甲状腺炎
   C. 结节性甲状腺肿合并出血
   D. Graves病
   E. 单纯性甲状腺肿

3. 男性，30岁，阵发性脐周疼痛伴恶心，反复呕吐2天，尿量减少，无口渴。查体：BP 90/60mmHg，轻度腹胀，偶见肠型，肠鸣音亢进。化验：血白细胞12.5×10^9/L，分叶核粒细胞百分数0.8，CO_2CP 12mmol/L，此患者存在哪种代谢紊乱
   A. 低渗性失水，代谢性碱中毒
   B. 低渗性失水，呼吸性酸中毒
   C. 等渗性失水，代谢性酸中毒
   D. 高渗性失水，代谢性酸中毒
   E. 高渗性失水，呼吸性酸中毒

4. 对Addison病最具诊断价值的试验是
   A. ACTH兴奋试验
   B. 螺内酯试验
   C. 地塞米松抑制试验
   D. 皮质醇昼夜节律试验
   E. 皮质素水负荷试验

5. 对于妊娠期甲亢的治疗哪项不正确
   A. 禁用放射性碘治疗
   B. 药物治疗首选PTU
   C. 慎用普萘洛尔
   D. 不可选择碘剂治疗
   E. 手术宜于妊娠早期施行

6. 原发性甲状腺功能减退不出现下列哪项检查结果
   A. 贫血
   B. 甲状腺^{131}I摄取率下降
   C. FT_4低于正常
   D. 血清TSH增高
   E. 甲状腺摄碘高峰延迟

7. Graves病是自身免疫性疾病，下列概念错误的是
   A. 可检测出抗甲状腺球蛋白抗体、抗甲状腺微粒体抗体
   B. 可检测出TSH受体的抗体
   C. 应用免疫抑制剂，如泼尼松、CTX等治疗效果更好
   D. 可同时患有1型糖尿病
   E. 可伴有SLE

8. 关于Cushing综合征的叙述，不正确的是
   A. 抑制脂肪合成
   B. 抑制蛋白质合成
   C. 对感染抵抗力减弱

D. 血浆肾素增高
E. 抑制垂体促性腺激素的释放

9. 从发病机制上讲，支气管哮喘本质上是
A. 气道变态反应
B. 气道慢性炎症
C. 气道高反应性
D. 与多基因遗传有关的疾病
E. 气道慢性感染性疾病

10. 血浆或血清的血糖较全血血糖高
A. 5%　B. 10%
C. 12%　D. 15%
E. 20%

11. 有关催乳素瘤的描述，不正确的是
A. 典型的特征为停经、泌乳、不育
B. 有催乳素的过度分泌
C. 无男性不育
D. 治疗首选溴隐亭治疗
E. 成年男性也可发生催乳素瘤

12. 有关干啰音的叙述，正确的是
A. 高调干啰音多起源于较小的支气管或细支气管，又称哨笛音
B. 哨笛音又称喘鸣音
C. 鼾音调高，其频率为 100～200Hz
D. 哨笛音用力吸气时其音质呈上升性
E. 根据音调高低可分为高、中、低调三种

13. 女性病人毛发脱落首先应该
A. 检查血清甲状腺激素水平
B. 检查血、尿皮质醇水平
C. 建议行妇科及雌激素水平检查
D. 检查抗核抗体除外 SLE
E. 详细询问月经生育史及其伴随症状

14. 甲状腺功能亢进合并妊娠禁用下列哪项治疗
A. 手术治疗
B. 丙硫氧嘧啶治疗
C. 甲硫咪唑治疗
D. 放射性核素治疗
E. 甲状腺局部注射

15. 下列不属垂体瘤临床表现的是
A. 严重头痛
B. 视野缺损
C. 肢体瘫痪
D. 睡眠食欲异常
E. 性腺功能减退

16. 女性，28 岁。闭经 1 个月伴乳房胀痛。查催乳素升高，TRH 兴奋试验无明显变化。最可能为
A. 早孕　B. 催乳素瘤
C. 甲亢　D. 结核
E. 继发闭经

17. 女性，66 岁，既往有高血压病史，否认糖尿病病史。主因“心前区压榨性疼痛 1 小时”入院。查体：意识模糊，大汗淋漓，BP 65/42mmHg，HR 120 次/分，血糖 19.7mmol/L，ECG 示心室左前壁心肌梗死。目前对血糖的最佳处理措施为
A. 首选口服二甲双胍，根据血糖加用其他磺脲类降糖药
B. 三餐前皮下注射短效胰岛素，睡前皮下注射长效胰岛素
C. 小剂量胰岛素持续静滴，密切监测血糖，及时调整剂量
D. 补液，监测血糖
E. 无需特殊处理

18. 女性，50 岁。反复发作尿路结石伴骨痛。骨骼 X 线示骨膜下皮质吸收，骨膜皮质呈不规则锯齿状。实验室检查：高钙血症，血清碱性磷酸酶升高，皮质醇抑制试验血清钙不下降。诊断考虑
A. 原发性甲状旁腺功能亢进症
B. 继发性甲状旁腺功能亢进症

C. 散发性甲状旁腺功能亢进症
D. 骨软化症
E. 维生素 D 缺乏症

19. 在以下抗利尿激素分泌失调综合征的病因中，哪项最常见
A. 肺燕麦细胞癌　B. 淋巴肉瘤
C. 胰腺癌　D. 胸腺癌
E. 前列腺癌

20. 对内分泌患者的诊断中，首先易于确定的是
A. 病理诊断　B. 病因诊断
C. 细胞学诊断　D. 功能诊断
E. 鉴别诊断

21. 下列哪项检测通常用来诊断原发性醛固酮增多症
A. 小剂量地塞米松抑制试验
B. 大剂量地塞米松抑制试验
C. 甲吡酮试验
D. 钠负荷试验
E. 饥饿试验

22. 多发性内分泌腺瘤病（MEN）是指患者同时或先后出现 2 个或者 2 个以上的内分泌腺肿瘤或增生。这种遗传病属于
A. 常染色体显性遗传病
B. 常染色体隐性遗传病
C. X 性染色体隐性遗传病
D. Y 性染色体隐性遗传病
E. 性染色体显性遗传病

23. 下列情况出现反常性碱性尿的是
A. 低钾血症
B. 肾小管性酸中毒
C. 呼吸性酸中毒
D. 高血糖高渗状态
E. 糖尿病酮症酸中毒

24. 低血钾的产生原因不包括
A. 原发性醛固酮增多症
B. 呕吐、腹泻
C. 利尿剂应用
D. 静脉滴注大量葡萄糖加胰岛素
E. 肾上腺皮质功能减退

25. 关于产生异位激素的组织，在增生或转化为肿瘤时，下列说法不正确的是
A. 所有异位激素均为肽类和蛋白质激素
B. 是由正常情况下不是肿瘤时分泌的
C. 与天然激素存在免疫交叉反应
D. 异位分泌激素最常见的是肾上腺皮质激素（ACTH）
E. 可以是类似激素的活性多肽

二、多选题：每道试题由 1 个题干和 5 个备选答案组成，题干在前，选项在后。选项 A、B、C、D、E 中至少有 2 个正确答案。

26. Addison 病患者在摄入食盐及盐皮质激素治疗时应注意
A. 食盐的摄入量应充分
B. 如有水肿、高血压、低血钾应减量
C. 如有大量出汗应酌加食盐摄入量
D. 若患者充分摄盐后，仍有头晕、乏力、低血压，应加用盐皮质激素
E. 食盐每日应至少摄入 20g

27. 下列属于 APS Ⅱ 型的表现的是
A. 肾上腺功能减退
B. 慢性淋巴细胞性甲状腺炎
C. 1 型糖尿病
D. Graves 病
E. 甲状腺功能减退症

28. 代谢性碱中毒时实验室检查可出现
A. SB 减少　B. HCO_3^- 增加
C. BB 增加　D. AB 增加
E. BE 增加

29. 在诊断甲状腺肿时，以下说法正确的是
    A. 血清 TSH 水平常增高
    B. 血清 T_3、T_4 常降低
    C. 血清 T_3/T_4 比值常增高
    D. 血清 TSH 水平正常
    E. 血清 T_4、T_3 正常

30. 甲状旁腺功能减退症临床常见类型有
    A. 低血镁性甲状旁腺功能减退症
    B. 低血钙性甲状旁腺功能减退症
    C. 继发性甲状旁腺功能减退症
    D. 特发性甲状旁腺功能减退症
    E. 假性甲状旁腺功能减退症

31. 下列有助于确诊 GHD 的是
    A. 身材矮小，生长速度延缓
    B. 身高低于同性别、同年龄平均身高的 2SD
    C. ITT 激发试验 GH 峰值 <10μg/L
    D. 3 岁至青春期的生长速度为每年身高增长 <4cm
    E. 中心性肥胖

32. 抗骨质疏松症药物治疗的适应证包括
    A. 发生过骨质疏松性骨折患者
    B. 确诊骨质疏松症患者（骨密度：T≤ -2.5）
    C. 骨量低下（骨密度：-2.5 <T< -1.0）合并一项以上的骨质疏松危险因素者
    D. FRAX 工具计算的髋部骨折概率≥3%或任何重要部位的骨质疏松性骨折概率≥20%
    E. 脆性骨折患者

33. 下列关于 SIADH 的叙述，错误的有
    A. 常见病因为恶性肿瘤、呼吸系统和神经系统疾病、炎症、药物和外科手术
    B. 恶性肿瘤多属于产肽激素瘤（APUDo - ma）
    C. 最多见者为非小细胞肺癌
    D. 常伴其他激素分泌增多和相应症状
    E. 治疗上首选高浓度钠快速输入

34. 用胰岛素治疗的 1 型糖尿病患者，空腹高血糖的常见原因包括
    A. Somogyi 现象
    B. 黎明现象
    C. 胰岛素用量不够
    D. 运动量不够
    E. 合并用药

35. 生长激素缺乏性侏儒症（GHD）的病因主要包括
    A. 有家族史和/或有一位家庭成员是现患者
    B. 中线颅面畸形
    C. 胎儿期感染
    D. 头部外伤或中枢神经系统感染
    E. 颅内肿瘤

36. 下列关于腺垂体功能减退症治疗的叙述，不正确的是
    A. 由垂体或邻近部位肿瘤所致者，应针对原发病治疗，通过手术、放疗等方式解除垂体压迫
    B. 激素替代治疗应从大剂量起始，达到满意疗效后缓慢阶梯减量直至停药
    C. 患者在遇到手术、外伤、感染等应激情况时要适量增加糖皮质激素量
    D. 进行替代治疗时，应先补充甲状腺激素，再补充糖皮质激素
    E. 促甲状腺激素水平是甲状腺激素替代剂量是否合适的重要指标

37. 应用高张氯化钠溶液治疗严重低钠血症的患者，为避免低钠血症纠正过快引发脑桥中枢神经脱髓鞘病变，下列措施正确的有

A. 应当每天检测血钠浓度并据此调整输注氯化钠溶液的速度
B. 血钠的上升速度每 24 小时应 < 12mmol/L
C. 血钠的上升速度每 24 小时应 < 24mmol/L
D. 具有脱髓鞘病变易患性的个体，血清钠上升速度应当更慢
E. 应当避免使用袢利尿剂

38. 有助于生长激素瘤诊断的包括
A. 随机 GH 测定
B. 葡萄糖负荷后 GH 测定
C. IGF－1
D. TRH 兴奋试验
E. 垂体 MRI

39. 催乳素瘤的诊断要点主要有
A. 首先排除继发于生理性、药理性、病理性和特发性的高催乳素血症
B. 结合病史与临床症状，如血清 PRL > 200ng/ml
C. 鞍区 MRI 薄扫与增强检查
D. 腺垂体与靶腺功能评价、神经系统与视野检查
E. 须作垂体 PRL 细胞分泌储备功能评价

40. 继发性高脂血症常见于
A. 控制不良的糖尿病
B. 口服避孕药
C. 饮酒
D. 甲状腺功能减退症
E. 肾病综合征

41. 嗜铬细胞瘤高血压发作时的典型症状为
A. 头痛　　B. 耳鸣
C. 心悸　　D. 出汗
E. 视物旋转

42. 肾上腺皮质功能减退症激素替代治疗原则有
A. 多多益善
B. 长期坚持
C. 能不吃药就不吃药
D. 个体化治疗
E. 应激时激素剂量酌情增加

43. 下列关于抗利尿激素分泌不当综合征的说法，正确的是
A. 异源性 AVP 分泌中，小细胞型肺癌最多见
B. 限水后低钠血症与低渗血症被纠正，尿钠排出明显降低，则对 SIADH 有诊断意义
C. SIADH 是否缓解可作为肿瘤治疗疗效的标志
D. SIADH 患者伴有神志错乱、惊厥或昏迷时，可静脉输注 3% 的高渗氯化钠溶液迅速纠正低钠血症以缓解症状
E. 地美环素可以用来治疗 SIADH

44. 先天性肾上腺皮质增生的原因不包括
A. 21－羟化酶缺乏
B. 类固醇 5α－还原酶－2 缺乏
C. 17α－羟化酶缺乏
D. 11β－羟基类固醇脱氢酶缺乏
E. 芳香化酶缺乏

45. 降尿酸治疗的原则包括
A. 急性痛风发作应同时应用降尿酸药物
B. 为缓解痛风疼痛，可应用非甾体类抗炎药物
C. 常首选抑制尿酸生成的药物
D. 急性痛风发作病情缓解后 1～2 周可开始降尿酸治疗
E. 痛风导致肾功能不全患者，应严格控制血尿酸水平

三、共用题干单选题：以叙述一个以单一病人或家庭为中心的临床情景，提出2～6个相互独立的问题，问题可随病情的发展逐步增加部分新信息，每个问题只有1个正确答案，以考查临床综合能力。答题过程是不可逆的，即进入下一问后不能再返回修改所有前面的答案。

（46～48共用题干）

男性，68岁，轻度口干、多饮3个月，4天前因头昏、恶心、纳差行输液治疗后，每天输5%葡萄糖液1000ml，患者逐渐出现嗜睡，1小时前抽搐后昏迷，查体：血压80/60mmHg，皮肤弹性差，病理征阴性，血糖35mmol/L，血钠156mmol/L，尿酮体（+）。

46. 首要的抢救措施是
 A. 立即使用脱水药
 B. 补液
 C. 抗感染
 D. 静脉注射胰岛素
 E. 吸氧

47. 此患者的诊断为
 A. 脑血管意外
 B. 糖尿病酮症酸中毒
 C. 高渗性昏迷
 D. 糖尿病酮症
 E. 脑水肿

48. 关于治疗原则的叙述，不正确的是
 A. 立即输入0.45%氯化钠溶液+胶体溶液
 B. 立即输入0.9%氯化钠溶液+胶体溶液
 C. 参考每小时尿量补充钾盐
 D. 以每千克每小时0.1U的速度静脉滴注胰岛素
 E. 血糖降至16.7mmol/L时，可输入5%葡萄糖溶液并加入胰岛素

（49～51共用题干）

女性，55岁，体质虚弱，6年来出现反复发作的肾结石，且自觉记忆力减退，情绪不稳，食欲不振，恶心、呕吐，诉腰背痛，逐渐驼背，行走困难。

49. 该患者最可能的诊断是
 A. 肾结石
 B. 原发性甲状旁腺功能亢进症
 C. 抑郁症
 D. 消化系统疾病
 E. 骨骼疾病

50. 下列哪项检查对确定诊断最有价值
 A. 血钙检查　B. 尿钙检查
 C. 血清PTH检查　D. 血清T_3、T_4
 E. 酚妥拉明试验

51. 该患者应采取的治疗是
 A. 手术治疗
 B. 观察
 C. 双膦酸盐治疗
 D. 糖皮质激素治疗
 E. 抗抑郁药治疗

（52～54共用题干）

女性，32岁。因胃纳亢进，体重增加1年半就诊。体验：身高160cm，体重75kg，腹部、臂部脂肪肥厚，下腹部及大腿上部可见淡红色色素沉着。血压150/95mmHg。

52. 初步考虑为皮质醇增多症，下列哪项检查最为敏感
 A. 24h尿游离皮质醇测定
 B. 血浆皮质醇节律测定
 C. 24h尿17－羟、17－酮测定
 D. 24h血浆ACTH节律测定
 E. OGTT

53. 进一步检查发现患者24h尿游离皮质醇

增高，血浆皮质醇：8AM 414mmol/L；4PM 331.2mmol/L。0AM 281.5mmol/L，为了明确诊断还应做下列哪项检查

A. ACTH 兴奋试验
B. CRF 兴奋试验
C. 大剂量地塞米松抑制试验
D. 小剂量地塞米松抑制试验
E. 甲吡酮试验

54. 患者口服地塞米松每6小时0.5mg，连续口服2天，服药后24h尿17-羟皮质类固醇、17-酮皮质类固醇较服药前下降了67.0%。此时可能的诊断为

A. 皮质醇增多症
B. 垂体 ACTH 腺瘤
C. 多囊卵巢综合征
D. 肾上腺皮质腺瘤
E. 单纯性肥胖

（55～58 共用题干）

男，40岁。因"头痛、下肢乏力2年"入院。患者2年前出现头痛，查血压160/100mmHg，伴有下肢乏力。门诊查血钾2.6mmol/L。

55. 该患者可能的诊断是

A. 周期性麻痹
B. 原发性高血压
C. 原发性醛固酮增多症
D. 嗜铬细胞瘤
E. 甲状腺功能亢进症

56. 患者目前给予厄贝沙坦控制血压，下一步处理正确的是

A. 马上查立位醛固酮/肾素活性比值
B. 补钾后查立位醛固酮/肾素活性比值
C. 不需马上补钾
D. 停用厄贝沙坦
E. 给予醛固酮治疗

57. 肾上腺 CT 见右肾上腺 1cm 低密度结节，考虑是

A. 肾上腺腺瘤
B. 特醛症
C. 肾上腺皮质癌
D. GRA
E. 原发肾上腺皮质增生

58. 醛固酮瘤治疗首选

A. 手术治疗
B. 螺内酯药物治疗
C. 放疗
D. 观察
E. 地塞米松治疗

（59～62 共用题干）

男性，23岁，身高175cm，体重78kg。发作性高血压5个月，发作时血压最高260/120mmHg，发作时可有头痛、心悸、多汗。

59. 以下检查对诊断最有意义的是

A. 血糖
B. 电解质
C. 24小时尿儿茶酚胺
D. 肝功能
E. 肾功能

60. 以下试验对诊断没有意义的是

A. 组胺激发试验
B. 酪胺激发试验
C. 胰高血糖素试验
D. 苄胺唑啉试验
E. 钠负荷试验

61. 就诊时患者再次出现头痛、心悸、多汗，测血压185/135mmHg。应该立即给予哪项治疗

A. 立即静推苄胺唑啉
B. 立即舌下含服硝酸甘油
C. 立即服用硝苯地平
D. 立即静推肾上腺素
E. 密切观察，暂不处理

62. 该患者查腹部 CT，可见右侧肾上腺一大小约 3cm×4cm 大小肿物。应采取的治疗方案为
A. 放射治疗
B. 手术切除肿物
C. 规律应用苄胺唑啉
D. 定期随访
E. 甲氨蝶呤治疗

（63～65 共用题干）

女性，50 岁，身高 165cm，体重 78kg。查体：血压 160/100mmHg，腹壁可见紫纹。

63. 首先应考虑的检查项目是
A. 血浆 CRF 测定
B. 地塞米松抑制试验
C. 血浆 ACTH 测定
D. 24 小时尿游离皮质醇
E. 甲吡酮试验

64. 对于该病的预后，下列说法错误的是
A. 经有效治疗后，病情可望在数个月后逐渐好转
B. 如病程已久，肾血管已有不可逆的损害者，则血压不易下降到正常
C. 如病人皮肤色素沉着逐渐增深，提示有 Nelson 综合征的可能性
D. 月经无法恢复
E. 癌症的疗效取决于是否早期发现及能否完全切除

65. 若该患者血浆 ACTH 及性激素浓度均高于正常，但无色素沉着。下列哪种诊断可能性大
A. 单纯性肥胖
B. 肾上腺皮质腺瘤
C. 异位 ACTH 综合征
D. 肾上腺皮质增生
E. 肾上腺皮质癌

四、案例分析题：每道案例分析题3～12问。每问的备选答案至少6个，最多12个，正确答案的个数不定。考生每选对一个正确答案给1个得分点，选错一个扣1个得分点，直至扣至本问得分为0，即不含得负分。案例分析题的答题过程是不可逆的，即进入下一问后不能再返回修改所有前面的答案。

（66～69 共用题干）

女，68 岁，因“眼睑和双下肢水肿 15 天，夜间随地排尿、粪”来诊。患者有糖尿病病史 10 年，高血压病史 1 年。近 1 年降血糖药物方案：白天服用二甲双胍和格列奇特，睡前皮下注射人鱼精蛋白锌胰岛素 N。同时服用降血压药物。血糖控制在 FPG 4.4～6.4 mmol/L，GHbA1c 5.0%～6.5%。近 15 天出现眼睑和双下肢水肿，夜间随地排尿、粪。查体：T 36.5 ℃，P 70 次/分，BP 130/60 mmHg；意识清楚，贫血貌，呼吸正常，四肢肌力正常，眼睑和双下肢水肿。

66. 为明确诊断必须进行的检查项目包括
A. 睡前和夜间 0、2、4、6、8 时多次测定血糖
B. 肾功能和血浆蛋白测定
C. 电解质
D. 血常规
E. 急行颅脑 MRI
F. 急查心肌酶谱、心电图
G. 尿常规
H. 血脂质谱测定

67. 该患者目前诊断考虑（提示：血常规：WBC 4.3 $\times 10^9$/L，N 0.6 $\times 10^9$/L，RBC 3.2 $\times 10^9$/L，Hb 92 g/L，PLT 204 $\times 10^9$/L；尿常规：蛋白质（+++）；FPG 9.1 mmol/L；心肌酶：CK 36 U/L，AST 25 U/L，LDH 158 U/L，CK-MB 82 U/L；血浆总蛋白 56 g/L，血清

蛋白 2356 g/L；血 Scr 156 μmol/L，BUN 12 mmol/L。ECG：窦性心律，ST－T 改变。）

A. 2 型糖尿病

B. 脑卒中

C. 糖尿病肾病

D. 急性左心功能不全

E. 药物性低血糖

F. 高血压

68. 对该患者做出的合理处理包括

A. 优质低蛋白饮食

B. 继续降压治疗

C. 停用口服降血糖药，改用皮下注射胰岛素

D. 胰岛素小剂量起步，特别是晚餐前和睡前

E. 尽快予以血液透析

F. 维持口服降血糖药并加大睡前胰岛素剂量

69. 若患者睡前（21：00）血糖为 4.8 mmol/L，导致患者夜间随地排尿、粪的最可能原因是

A. “黎明现象”

B. 夜间胰岛素作用不足

C. Somogyi 效应

D. 短暂性脑缺血发作

E. 急性左心衰竭

F. “梦游症”

（70～73 共用题干）

男，69 岁。因“多尿多饮体重下降 5 年，下肢水肿一周，加重两天”急诊就诊。患者五年前发现多尿多饮，夜尿增多，体重下降 2～3kg，当地医院确诊为 2 型糖尿病，予二甲双胍 0.75g/d 加格列本脲 5mg/d 口服治疗，监测血糖，空腹血糖 6～7mmol/L。一周前偶然发现眼睑水肿，未注意。一周来出现双下肢水肿仍未就诊，两天前到北京探亲，旅途劳累后出现全身水肿以致行动困难。急诊查血糖 8.6mmol/L，尿糖阴性，尿蛋白（＋＋＋＋），尿高倍镜下检查未发现异常。急诊入院：查血压 130/80mmHg，全身高度水肿，阴囊水肿，无舌体肥大，无脊椎压痛叩击痛。

70. 初步应考虑哪些诊断

A. 糖尿病肾病

B. 淀粉样变性

C. 多发性骨髓瘤

D. 高血压肾损害

E. 肾小球肾病

F. IgA 肾病

G. 急性肾小球肾炎

H. 慢性肾小球肾炎

71. 检查结果示：血红蛋白 150g/L，尿单克隆抗体阴性，血浆蛋白电泳未发现异常免疫球蛋白条带，下一步应进行的检查是

A. 骨髓穿刺　　B. 眼底检查

C. 肾动脉造影　　D. 双肾增强 CT

E. 头颅 X 线片　　F. 核素肾血流图

G. 双肾 B 超

72. 眼底检查：未发现糖尿病视网膜病变，B 超示双肾大小：11cm × 6cm × 5cm，核素肾血流 GFR 90ml/min，需进一步做的检查是

A. 肾穿刺　　B. 尿蛋白定量

C. 胸片　　D. 结核菌素试验

E. 血钙磷检查　　F. 骨密度检查

G. 大便潜血

73. 肾穿刺病理结果：光镜下肾小球基本正常。电镜下见多数肾小球毛细血管上皮细胞足突融合，系膜区偶见细小的电子致密沉积物，免疫荧光无肾小球免疫球蛋白和补体沉积，应采取的治疗是

A. 甲泼尼龙冲击治疗
B. 预防性使用抗生素
C. 密切监测血糖
D. 停用二甲双胍
E. 停用格列本脲
F. 换用胰岛素最好三餐前短效开始，谨慎加中长效胰岛素
G. 预混胰岛素每日早晚餐前 30 分钟注射
H. 注射泼尼松 1mg/（kg·d）

（74～81 共用题干）

男性，50 岁。因口渴，多饮伴夜尿增多 1 个月来诊。1 个月前患者无明显诱因出现口渴，多饮，每日饮水约 2500ml，伴夜尿增多，由原来的 0～1 次/夜增加至 3～4 次/夜，无明显易饥、多食、体重下降，无烦躁、易怒、怕热、多汗、心悸。查体：身高 160cm，体重 75kg。

74. 目前为了尽快明确诊断和治疗最需要进行的检查是
A. 心电图检查
B. 前列腺 B 超
C. 血糖检查
D. 尿渗透压检查
E. FT_3、FT_4和 TSH 检查
F. 腹部 CT 检查

75. 如果标本送检验科测得空腹血清血糖为 6.8mmol/L，下一步应首先
A. 进行 OGTT
B. 进行 IVGTT
C. 加查早餐后 2 小时血清葡萄糖
D. 复查空腹血清葡萄糖并检查早餐后 2 小时血清葡萄糖
E. 检查空腹血浆葡萄糖和早餐后 2 小时血浆葡萄糖
F. 血浆渗透压检查

76. 经检查提示空腹血浆葡萄糖为 6.9 mmol/L，早餐后 2 小时血浆葡萄糖为 9.9mmol/L，下一步应该首先做
A. 进行 OGTT
B. 确诊 IGT，考虑使用 α 糖苷酶抑制剂
C. 确诊 IGT，考虑使用噻唑烷二酮类药物
D. 确诊 IGT，考虑使用磺脲类药物
E. 确诊 IGT，单纯饮食治疗
F. 确诊 IGT，考虑使用格列奈类药物

77. 如果经过 OGTT，结果为空腹血糖 6.8mmol/L，服糖后 1 小时血糖 12.5 mmol/L，服糖后 2 小时血糖 10.5mmol/L，考虑的诊断为
A. 糖尿病　　B. ICT
C. IFG　　D. NGT
E. 无法确定　　F. IGR

78. 经过检查确诊患者为 IGT，下列治疗措施中可以实施的是
A. 单纯饮食加运动
B. 在饮食和运动的基础上加用双胍类药物
C. 在饮食和运动的基础上加用 α 糖苷酶抑制剂
D. 在饮食和运动的基础上加用噻唑烷二酮类药物
E. 在饮食和运动的基础上加用磺脲类药物
F. 胰岛素治疗

79. 患者若使用双胍类药物可能出现的不良反应是
A. 低血糖
B. 乳酸性酸中毒
C. 腹痛、腹泻
D. 口中金属样异味
E. 肛门排气增多
F. 皮肤过敏

80. 患者若使用α葡糖苷酶抑制剂出现低血糖，以下可以实施的措施有
   A. 静脉滴注葡萄糖
   B. 静脉推注葡萄糖
   C. 口服葡萄糖
   D. 进食果糖
   E. 饮用可乐
   F. 进食淀粉类食物

81. α葡糖苷酶抑制剂的服用时间，下列叙述正确的是
   A. 餐前1小时服用
   B. 餐前半小时服用
   C. 与第1口饭一起服用
   D. 在进餐中途服用
   E. 餐后半小时服用
   F. 餐后1小时服用

（82～87共用题干）

女性，35岁。身高155cm，体重70kg。查体：血压160/90mmHg，腹壁可见紫纹，皮肤薄。

82. 首先应考虑的检查项目是
   A. 24小时尿游离皮质醇
   B. 血浆CRF测定
   C. 血浆ACTH测定
   D. 地塞米松抑制试验
   E. 甲吡酮试验
   F. 血浆CRH测定

83. 对定性诊断最有意义的检查是
   A. 24小时游离皮质醇测定
   B. 大剂量地塞米松抑制试验
   C. 小剂量地塞米松抑制试验
   D. 早8点血皮质醇检测
   E. 尿游离皮质醇检测
   F. 垂体MRI检查

84. 可以用于鉴别肾上腺皮质增生和腺瘤的检查有
   A. 垂体蝶鞍摄片
   B. 血浆皮质醇昼夜节律
   C. 甲吡酮试验
   D. 大剂量地塞米松抑制试验
   E. 放射性碘化胆固醇肾上腺扫描
   F. 蝶鞍区CT扫描

85. 若该患者血浆ACTH及性激素浓度均高于正常，但无色素沉着，下列诊断可能性大的是
   A. 单纯性肥胖
   B. 肾上腺皮质增生
   C. 肾上腺皮质腺瘤
   D. 异位ACTH综合征
   E. 肾上腺皮质癌
   F. ACTH非依赖性双侧肾上腺小结节增生

86. 如果该患者胸部CT检查发现左肺有占位性病变，可能诊断为
   A. 库欣病
   B. 异位ACTH综合征
   C. 肺部肿瘤
   D. 肺部感染
   E. 肺小细胞癌
   F. 肾上腺皮质癌

87. 要明确左肺占位性病变与本病是否相关，需要做的检查为
   A. 大剂量地塞米松抑制试验
   B. 红细胞沉降率
   C. 过夜皮质醇节律加抑制试验
   D. 生长抑素显像
   E. 胸部MRI
   F. 肾上腺CT扫描

（88～92共用题干）

女性，32岁，因“腰腿痛、身高变矮3年”就诊。3年前始有腰腿痛，身高变矮，外院骨密度检查提示“骨质疏松”，予补钙治疗，效果不佳。近2年来出现上腹痛，伴有反酸、嗳气及胃灼热。近半年来，

间断头痛，视力下降。查体：BP 110/80mmHg；身高 158cm（2 年前身高 162cm）；心、肺、腹部未见异常；脊柱胸椎后凸。

88. 患者入院后应行的检查是
    A. 头部 MRI　B. 血离子检查
    C. 脊柱 X 线片　D. 胃镜
    E. 骨密度　F. 腹部 CT

89. 下一步的检查是（提示：血钙 3.5mmol/L，血磷 0.7mmol/L；骨密度提示骨质疏松。）
    A. PET－CT　B. 血 PTH
    C. 骨扫描　D. 骨活检
    E. 尿钙、尿磷　F. 血降钙素

90. 高钙血症的治疗包括
    A. 补充葡萄糖水
    B. 补充生理盐水及利尿
    C. 降钙素治疗
    D. 二磷酸盐治疗
    E. 糖皮质激素
    F. 透析

91. 目前诊断为（提示：血 PTH 升高。）
    A. 甲状旁腺功能亢进症
    B. 原发性骨质疏松症
    C. 恶性肿瘤骨转移
    D. 维生素 D 缺乏
    E. 特发性骨质疏松症
    F. 甲状旁腺功能减退症

92. 进一步的检查包括以下哪几项
    A. 甲状旁腺超声
    B. 泌尿系超声
    C. MIBI 显像
    D. 颈部 CT
    E. 颈部 MRI
    F. 头颅 MRI

（93～96 共用题干）

男性，35 岁，身高 170cm，体重 90kg，腰围 105cm，血压 165/95mmHg。满月脸，水牛背，宽大紫纹。

93. 此患者有可能的临床诊断为
    A. 库欣病
    B. 原发性醛固酮增多症
    C. 嗜铬细胞瘤
    D. Addison 病
    E. 异位 ACTH 综合征
    F. 肾上腺腺瘤

94. 下列实验室检查无助于诊断的是
    A. 肾素－醛固酮测定
    B. 皮质醇昼夜节律测定
    C. 小剂量地塞米松抑制试验
    D. 岩下静脉窦取血测 ACTH
    E. 胰岛素低血糖试验
    F. 甲吡酮试验

95. 以下对于鉴别 ACTH 和非 ACTH 依赖性皮质醇增多症有帮助的试验是
    A. 24 小时尿游离皮质醇测定
    B. 血 ACTH 测定
    C. 大剂量地塞米松抑制试验
    D. 钠负荷试验
    E. 甲吡酮试验
    F. 饥饿试验

96. 患者头颅核磁可见垂体腺瘤约 9mm × 9mm 大小，最适宜的治疗方案是
    A. 口服密妥坦
    B. 定期随访，暂不处理
    C. 放射治疗
    D. 垂体腺瘤切除
    E. 化疗
    F. 口服溴隐亭

（97～100 共用题干）

女，27 岁，因“肥胖、血压升高 10 个月”来诊。查体：BP 145/95mmHg；典型皮质醇增多症体征：满月脸、向心性肥胖，可见皮肤紫纹。实验室检查：空腹血糖 6.9mmol/L，血钾 3.6mmol/L，钠 143mmol/L。

97. 针对该患者，应进行的检查项目包括
A. 大剂量地塞米松抑制试验
B. 小剂量地塞米松抑制试验
C. 24 小时尿钾、钠、氯
D. TRH 兴奋试验
E. LDDST - CRH 联合试验
F. 岩下静脉插管取血测 ACTH

98. 影像学检查应首选以下哪些项目
A. 蝶鞍 CT
B. 蝶鞍 MRI
C. 胸部 X 线片
D. 胸部 CT
E. 腹部 MRI
F. 奥曲肽显像

99. 患者行大、小剂量地塞米松抑制试验结果：对照第 1 天 24 小时 UFC 1367. 50μg，第 2 天 1215. 60μg，小剂量服药后 1618. 80μg，大剂量服药后 1589. 60μg。MRI 提示垂体微腺瘤。为进一步明确诊断，应进行下列哪些检查
A. 动态增强垂体 MRI
B. CRH 兴奋试验
C. ACTH 兴奋试验
D. 胰岛素低血糖兴奋试验
E. 岩下静脉取血插管测 ACTH
F. 生长激素激发试验

100. 根据检查结果应主要考虑的诊断有
A. ACTH 依赖性皮质醇增多症
B. ACTH 非依赖性皮质醇增多症
C. 垂体性皮质醇增多症
D. 异位 ACTH 综合征
E. 库欣病
F. 肾上腺皮质增生

全真模拟试卷（四）

一、单选题：每道试题由 1 个题干和 5 个备选答案组成，题干在前，选项在后。选项 A、B、C、D、E 中只有 1 个为正确答案，其余均为干扰选项。

1. 糖尿病并发感染最常见的是
   A. 皮肤疖、痈等化脓感染
   B. 结核
   C. 胆管感染
   D. 泌尿系感染
   E. 败血症

2. 女，18 岁，体检甲状腺肿，无不适症状，查体：甲状腺弥漫性肿大Ⅱ度，T_4 10.0μg/dl（正常 5～13μg/dl），T_3 90μg/dl（正常 70～200ng/dl），TSH 3.5mU/L（0.6～4mU/L）。以下哪条措施最合适
   A. 定期检查甲状腺及甲状腺功能
   B. 甲状腺次全切除术
   C. 口服 L－T_4
   D. 放射性碘治疗
   E. 口服复方碘液 3 滴每天 3 次

3. Graves 病发病的直接致病因素是
   A. Tg　B. TSH
   C. TH　D. TSAb
   E. TRAb

4. 关于糖化血红蛋白的叙述，不正确的是
   A. 是目前判断糖尿病血糖控制水平的最好指标之一
   B. 可以了解取血前 2～3 个月平均血糖控制情况
   C. 是葡萄糖与血红蛋白 β 链 N 端非酶糖化而成，是可逆反应
   D. 目前还没有成为糖尿病的诊断标准
   E. OGTT 正常但糖化血红蛋白高于正常者，更应该定期复查血糖

5. 有关 Graves 病的叙述，正确的是
   A. 器官非特异性自身免疫病
   B. 半数有胫骨前黏液水肿
   C. 绝大多数有突眼
   D. 1/3 有指端粗厚
   E. 新诊患者 3/4 以上 TRAb 阳性

6. 下列哪项是释放 PTH 所必需的
   A. 钾离子　B. 氯离子
   C. 镁离子　D. 钙离子
   E. 钠离子

7. 下述哪项为糖尿病病人的特异性病变
   A. 动脉粥样硬化　B. 脑萎缩
   C. 肾小球硬化症　D. 脂肪肝
   E. 肾盂肾炎

8. 下列哪项不是原发性醛固酮增多症的临床表现
   A. 高血压　B. 低血钾
   C. 多饮、多尿　D. 水肿
   E. 手足搐搦

9. 以下关于高脂蛋白血症说法正确的是
   A. Ⅴ型高脂蛋白血症以 TC 升高为主
   B. Ⅱb 型高脂蛋白血症在临床上相当常见
   C. Ⅲ型高脂蛋白血症在临床上最常见
   D. Ⅱa 型高脂蛋白血症在临床上罕见
   E. Ⅰ型高脂蛋白血症在临床上较为常见

10. 以下属于代谢疾病的是
   A. Cushing 综合征

B. 弥漫性肝损害

C. 嗜铬细胞瘤

D. 糖尿病

E. 维生素 D 缺乏症

11. 以下关于胃食管反流病（GERD）的描述，正确的是

A. GERD 是指胃酸反流入食管引起食管下段黏膜炎症

B. GERD 是指胃内容物，甚至十二指肠内容物通过贲门反流入食管，引起食管黏膜甚至食管外组织的损害

C. GERD 必须伴有食管黏膜的损害

D. GERD 必须采用促动力剂与抑酸剂联合治疗

E. 和哮喘的发病无关

12. 男性，15 岁，进行性烦渴，消瘦 1 周，恶心、腹痛、意识不清 2 天，查体：脱水貌，BP 120/70mmHg，血糖 22.2mmol/L，CO_2 CP 12mmol/L，尿酮体（+++）；予灭酮治疗意识好转，数小时后又出现意识障碍，最可能的原因是

A. 脑出血　　B. 脑血栓形成

C. 脑水肿　　D. 脑梗死

E. 脑栓塞

13. 腺垂体功能不全时可出现下列哪种情况

A. 血糖升高

B. 体重明显增加

C. 怕热、腹泻

D. 皮肤色素沉着过多

E. 低血压

14. 引起 Graves 病的抗体是

A. TgAb　　B. TPOAb

C. NIS－Ab　　D. TSAb

E. TBAb

15. 关于肢端肥大症的描述，正确的是

A. 多发生在青春期发育前

B. 随机生长激素水平可作为其可靠诊断依据

C. 合并高血压、糖尿病风险低

D. 对 GH 腺瘤的治疗首选药物治疗

E. 术后评估主要包括 GH、IGF－1 检测、葡萄糖耐量试验及垂体 MRI

16. 糖尿病肾病患者尿液检验的主要特点是

A. 尿糖强阳性

B. 尿酮体阳性

C. 持续性蛋白尿

D. 肉眼血尿或尿中大量红细胞

E. 尿中有大量白细胞和管型

17. 下列哪项不符合低促性腺激素型性腺功能减退症的临床表现

A. 两性畸形

B. 青春期无启动或发育延迟

C. 女性闭经、不育

D. 男性性功能低下

E. “类宦官样”体型

18. 女性，35 岁。诊断“甲亢”后即行甲状腺次全切，术后出现口唇、四肢麻木，手足搐搦，喉头痉挛。考虑为下列哪种情况

A. 甲亢症状加重

B. 甲状腺功能减退症

C. 甲亢危象

D. 喉返神经麻痹

E. 甲状旁腺功能减退症

19. 男性，35 岁，左腰背酸胀 6 个月。CT 检查见左侧肾上腺区含脂肪组织，增强扫描内有条索状等不规则强化。应诊断为

A. 左肾上腺髓样脂肪瘤

B. 左肾上腺错构瘤

C. 左肾上腺嗜铬细胞瘤
D. 左肾上腺腺瘤
E. 左肾上腺转移瘤

20. 原发性醛固酮增多症的常用治疗药物是
A. 卡托普利　　B. 硝苯地平
C. 赛庚啶　　D. 螺内酯
E. 氢氯噻嗪

21. 一位血糖控制不佳的新发 2 型糖尿病患者在采用胰岛素泵降糖治疗 4 天后，血糖基本达标，但出现视物模糊的症状。关于病因的叙述下列说法正确的是
A. 诱发了糖尿病视网膜病变
B. 诱发了青光眼
C. 晶状体渗透压改变造成视物模糊
D. 诱发了玻璃体积血
E. 诱发了白内障

22. 血脂成分中哪项越高越好
A. 总胆固醇
B. 低密度脂蛋白胆固醇
C. 高密度脂蛋白胆固醇
D. 甘油三酯
E. 乳糜颗粒

23. 关于 Klinefelter 综合征，叙述正确的是
A. 常染色体异常导致
B. 染色体核型 46，XY
C. 生殖功能减退少见
D. 染色体核型 47，XXY
E. 骨龄提前

24. 抢救肾上腺危象的最主要措施为
A. 快速补液
B. 手术治疗
C. 抗感染、对症治疗
D. 补充盐皮质激素
E. 静脉输注糖皮质激素

25. 下列哪项不符合下丘脑综合征的表现
A. 甲状腺功能减低
B. 性腺发育不全
C. 两性畸形
D. 尿崩症
E. 嗅觉减退

二、多选题：每道试题由 1 个题干和 5 个备选答案组成，题干在前，选项在后。选项 A、B、C、D、E 中至少有 2 个正确答案。

26. 关于尿液，叙述正确的有
A. 尿液中的主要溶质是尿素、钠和氯
B. 正常成人，尿液的渗透压可低至 50mmol/kg
C. 正常成人，尿液的渗透压可高达 1200mmol/kg
D. 通常，尿液的总溶质产生约为 600mmol/24h
E. 通常，每天总溶质的排出至少需要 500ml 尿液

27. 呼吸衰竭时出现的呼吸性酸中毒的特点有
A. 血 $PaCO_2$ 增高，pH 下降
B. 血钾增高
C. 细胞内 H^+ 浓度升高
D. 可有精神、神经症状
E. 多出现于呼吸衰竭晚期

28. 需要与生长激素缺乏性侏儒症相鉴别的有
A. 黏多糖综合征
B. 骨软骨发育不良
C. 社会心理性侏儒
D. 特发性矮小症
E. 营养障碍

29. 评价 TAO 活动性的指标有
A. 奥曲肽扫描

B. 血清/尿标志物 GAGs

C. CAS 评分

D. NOSPECS 标准

E. MRI

30. 下列激素由下丘脑释放的是

A. CRF　　B. GHRF

C. PRF　　D. SS 和 PIF

E. PRL

31. 糖尿病患者正确的胰岛素应用指征是

A. 1 型糖尿病一经诊断即开始用胰岛素

B. 2 型糖尿病在妊娠、手术、应激时应用

C. 2 型糖尿病出现急性代谢并发症时应用

D. 青少年糖尿病

E. 糖尿病肾病Ⅲ期

32. 关于单纯性乳房早发育的临床表现，叙述正确的有

A. 8 岁前只有单侧或双侧乳房发育

B. 可出现阴毛、子宫大小和小阴唇的改变

C. 常见于 2 岁内，4 岁后较少发生

D. 血中雌激素水平可正常或轻度升高

E. 血中性激素结合球蛋白（SHBG）常升高

33. MEN－2 的主要临床表现为

A. 甲状腺髓样癌

B. 甲旁亢

C. 肠胰内分泌肿瘤

D. 垂体的内分泌肿瘤

E. 嗜铬细胞瘤

34. 原发性甲状旁腺功能亢进可出现的表现是

A. 木僵　　B. 多尿

C. 高血压　　D. 消化道溃疡

E. 水肿

35. 糖尿病的发病机制主要是

A. 糖原的合成减少而分解过多

B. 胰岛素分泌的相对或绝对不足

C. 糖异生增多

D. 胰高血糖素分泌过多

E. 胰岛素抵抗

36. 急性高钙血症的心血管系统临床表现为

A. 高血压

B. 心动过缓

C. 一度房室传导阻滞

D. 心跳骤停

E. 洋地黄敏感性增加

37. 原发性肾上腺皮质功能减退症的临床表现特点有

A. 色素沉着　　B. 虚弱乏力

C. 体重增加　　D. 血压下降

E. 血压上升

38. 肾上腺皮质功能减退症与缺乏糖皮质激素有关的心电图表现为

A. T 波低平或倒置

B. T 波高尖

C. Q－T 间期延长

D. Q－T 间期缩短

E. QRS 低电压

39. 高钙血症患者伴心血管系统和呼吸系统症状的心电图表现为

A. Q－T 间期缩短

B. 低血钾性 U 波

C. T 波平坦或倒置

D. 房室传导阻滞

E. ST－T 段改变

40. 当血浆渗透压低于 260mOsm/L（血钠 125mmol/L）时，慢性水过多和水中毒

患者的临床表现有

A. 食欲缺乏　B. 神志错乱

C. 表情淡漠　D. 恶心

E. 疲倦

41. 血脂异常症的病因有

A. 增龄

B. 体重增加

C. 高脂饮食

D. 不良的生活习惯

E. 雌激素水平上升

42. 目前治疗甲亢的最主要的抗甲状腺药物有

A. 甲硫氧咪唑　B. 丙硫氧嘧啶

C. 卡比马唑　D. 甲巯咪唑

E. 普萘洛尔

43. 可以增强磺脲类药物降血糖效应的药物有

A. 呋塞米　B. 阿司匹林

C. 保泰松　D. 泼尼松

E. 美托洛尔（倍他乐克）

44. 亚急性甲状腺炎患者血清中可以查到的抗体特点为

A. TRAb 阴性　B. TSAb 阳性

C. TgAb 阴性　D. TPOAb 阴性

E. TgAb 阳性

45. 阿卡波糖（拜唐苹）的常见不良反应是

A. 腹泻　B. 胃肠胀气

C. 肠鸣音　D. 腹痛

E. 荨麻疹

三、共用题干单选题：以叙述一个以单一病人或家庭为中心的临床情景，提出 2～6 个相互独立的问题，问题可随病情的发展逐步增加部分新信息，每个问题只有 1 个正确答案，以考查临床综合能力。答题过程是不可逆的，即进入下一问后不能再返回修改所有前面的答案。

（46～48 共用题干）

女性，42 岁，于普查时发现血清钙高，无其他异常，亦无明显不适。

46. 下一步应做的检查是

A. 查血清 PTH

B. 查血 T_3、T_4

C. 查血 17－羟皮质类固醇

D. 查血 NE

E. 查血 5－HT

47. 若血清 PTH 升高，该患者最可能的诊断是

A. 高钙血症　B. 原发性甲旁亢

C. Addison 病　D. 继发性甲旁亢

E. 甲亢

48. 该种病的治疗原则是

A. 手术治疗　B. 观察

C. 药物治疗　D. 心理治疗

E. 以上都对

（49～50 共用题干）

女性，25 岁，主因“颅咽管瘤术后闭经伴嗜睡、怕冷 2 年，恶心、呕吐 1 天”就诊。查体：T 36.5℃，P 52 次/分，R 20 次/分，BP 90/60mmHg。查血钠 128mmol/L，血氯 88mmol/L，FT_3 2.12pmol/L，FT_4 3.73 pmol/L，TSH 0.32mU/L。

49. 下列处理错误的是

A. 监测血压、血糖、心率

B. 补充生理盐水

C. 立即补充甲状腺激素

D. 测血 ACTH－F 节律

E. 监测电解质水平

50. 该患者最佳的治疗方法是

A. 继续观察

B. 对症支持治疗

C. 靶腺激素替代治疗

D. 应用促激素释放激素治疗

E. 腺垂体皮下移植治疗

（51～54 共用题干）

女性，62 岁，曾被诊断为“轻型”糖尿病，用饮食管理即能控制血糖在“正常范围”。近 10 天因口齿不清，在外院诊断为“脑血管意外”，昏迷 2 天后转入本院治疗。

51. 该患者在院外治疗时，下列哪一项对患者不利

A. 平时未用胰岛素治疗

B. 平时未用口服降糖药

C. 本次发病后未皮下注射胰岛素

D. 本次发病后未静脉输注胰岛素

E. 本次发病后静脉注射了较大量的 10% 葡萄糖及甘露醇

52. 在本院急诊室，考虑患者为某一种糖尿病昏迷。在鉴别诊断时，下列哪项检查应首先进行

A. 头颅 CT 或 MRI

B. 血糖

C. 动脉血气分析

D. 电解质

E. 糖化血红蛋白测定

53. 转入病房后经上述检查，CT 发现为广泛性脑腔隙性梗死，血糖 30mmol/L，血钠 165mmol/L，尿酮（+）。患者昏迷的原因应为

A. 糖尿病酮症酸中毒

B. 高渗高血糖综合征

C. 乳酸性酸中毒

D. 广泛性脑腔隙性梗死

E. 电解质紊乱

54. 患者入院后 2 日，昏迷加深，并出现局限性癫痫发作多次。应立即给予的最佳治疗为

A. 足量镇静剂

B. 25% 山梨醇静滴

C. 低渗盐水及小剂量胰岛素治疗

D. 碳酸氢钠静滴

E. 呼吸兴奋剂

（55～58 共用题干）

女，25 岁，因“颈部疼痛”就诊。偶有多食、易饥、心慌、多汗。查体：T 37.4℃，P 84 次/分，BP 125/85mmHg；甲状腺Ⅱ度肿大，边界清楚，表面光滑，质软，压痛明显，未闻及血管杂音，心肺腹查体未见明显异常。手颤征阴性。

55. 目前最可能的诊断是

A. Graves 病

B. 青春期甲状腺肿

C. 结节性甲状腺肿

D. 慢性淋巴细胞性甲状腺炎

E. 亚急性甲状腺炎

56. 目前应该进行的最合适检查项目为

A. 甲功 + 甲状腺摄 ^{131}I 率测定

B. 甲状腺显像

C. 尿碘测定

D. 甲状腺细针穿刺细胞学检查

E. 颈部 MRI

57. 该患者的治疗原则为

A. 服用优甲乐治疗

B. 对症支持治疗

C. 手术治疗

D. ^{131}I 治疗

E. 应用免疫调节剂

58. 如果检测甲状腺功能：FT_3 4.3pg/ml（正常值 2.3～4.2pg/ml），FT_4 1.20ng/dl（正常值 0.89～1.80ng/dl），S－TSH 0.30mU/L（正常值 0.35～5.5mU/L）。应该采取的治疗方案是

A. 服用优甲乐治疗

B. 密切监测甲功变化

C. 服用甲巯咪唑治疗

D. ^{131}I 治疗

E. 手术治疗

（59～61 共用题干）

男性，55 岁。消瘦、乏力 3 年，食欲差，常有心悸、出汗、手抖。查体：身高 165cm，体重 40kg，全身皮肤色素沉着，血压 75/55mmHg，血糖 3.1mmol/L。既往有结核病史。

59. 以下最有可能的诊断是

A. 原发性高血压

B. Addison 病

C. 原发性醛固酮增多症

D. 库欣综合征

E. 嗜铬细胞瘤

60. 为验证该诊断，可以选用的检测方法是

A. 高钠试验

B. ACTH 兴奋试验

C. 香草扁桃酸测定

D. 电解质测定

E. 卡托普利试验

61. 对于该患者，应该采取的治疗方案是

A. 心理治疗

B. 激素替代治疗

C. 放射治疗

D. 化疗

E. 饮食、运动治疗

（62～63 共用题干）

女性，16 岁，身高 165cm，体重 48kg。发作性头痛、心悸、多汗 2 个月，发作时测血压最高 240/160mmHg。

62. 以下最有可能的诊断是

A. 原发性醛固酮增多症

B. 库欣综合征

C. 嗜铬细胞瘤

D. Addison 病

E. 2 型糖尿病

63. 患者进一步查肾上腺 CT，可见右侧肾上腺一肿物，大小约 4cm×4cm，欲行手术。切除前应常规给予

A. 胰岛素皮下注射

B. 高渗盐水滴注

C. α 受体阻断剂

D. 利尿剂

E. 氧气吸入

（64～65 共用题干）

女，35 岁。因“消瘦、多毛、痤疮 2 个月”就诊。2 个月来患者食欲减退，体重明显下降，伴有月经紊乱、多毛、痤疮、乳房萎缩。查体：血压 180/120mmHg，血钾 2.8mmol/L。

64. 该患者可能的诊断是

A. 甲状腺功能亢进症

B. 糖尿病

C. 肾上腺皮质癌

D. 多囊卵巢综合征

E. 原醛症

65. 下列说法正确的是

A. 不被地塞米松抑制试验抑制

B. 可被大剂量地塞米松试验抑制

C. ACTH 明显升高

D. ACTH 正常

E. 可被过夜地塞米松试验抑制

四、案例分析题：每道案例分析题 3～12 问。每问的备选答案至少 6 个，最多 12 个，正确答案的个数不定。考生每选对一个正确答案给 1 个得分点，选错一个扣 1 个得分点，直至扣至本问得分为 0，即不含得负分。案例分析题的答题过程是不可逆的，即进入下一问后不能再返回修改所有前面的答案。

（66～71 共用题干）

女，35 岁。2 个月前因工作问题出现

烦躁性急，常因小事与人争吵，难以自控。着衣不多，仍感燥热多汗，在外就诊服用安神药物，收效不明显。发病以来食量增加，体重较前下降。失眠，常需服用安眠药。大便成形每日 2 次，小便无改变，近 2 个月来月经量较前减少。既往体健，无结核或肝炎病史，家族中无精神病或高血压患者。查体：T 37.2℃，P 92 次/分，R 20 次/分，BP 130/70mmHg，发育营养可，神情激动，眼球略突出，眼裂增宽，瞬目减少。两叶甲状腺可及、轻度肿大、均匀，未扪及结节，可闻及杂音，浅表淋巴结不大，心肺查体无异常，腹软，肝脾未及。

66. 下列哪些检查有助于该患者病情评估及病因诊断
   A. 血总 T_3 和总 T_4 测定
   B. 血游离 T_4（FT_4）和游离 T_3（FT_3）
   C. S－TSH
   D. 甲状腺超声检查
   E. 甲状腺 MRI 检查
   F. ^{131}I 摄取率
   G. TSAb
   H. 血清肌酐测定

67. （提示超声描述：甲状腺左侧叶上下径 60mm，左右径 21mm，前后径 19mm；甲状腺右侧上下径 60mm，左右径 22mm，前后径 23mm，峡部厚度 5.7mm；双侧甲状腺体积增大，内部回声不均匀，未见明显团块回声，彩色多普勒探及血流信号增多，可见“火海征”，双侧颈部未探及肿大淋巴结。）甲功三项：FT_3 33.5pmol/L（参考值：2.91～9.08pmol/L），FT_4 40pmol/L（参考值：9.05～25.5pmol/L），TSH 0.01mU/L（参考值：0.25～5.0mU/L）。甲状腺放射性核素扫描结果见下图。结合提供的辅助检查资料，该患者诊断考虑

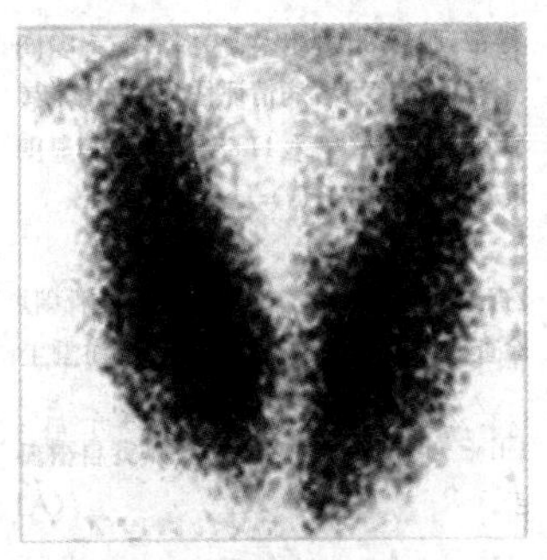

   A. 结节性毒性甲状腺肿
   B. 桥本甲状腺炎
   C. 弥漫性毒性甲状腺肿
   D. 高功能甲状腺腺瘤
   E. 亚急性甲状腺炎
   F. 桥本甲亢

68. 对此类患者测定 TSAb 的临床意义包括
   A. 阳性提示为桥本甲状腺炎引起的一过性甲亢
   B. 预测治疗后复发可能
   C. 评估抗甲状腺药物停服时间
   D. 用于诊断和鉴别诊断
   E. 可用于新生儿甲亢的预测
   F. 妊娠 Graves 病监测 TRAb 可用于评估妊娠结局

69. 该患者优先选择的治疗方法为
   A. 放射性 ^{131}I 治疗
   B. 抗甲状腺药物（甲巯咪唑或丙硫氧嘧啶）
   C. 手术切除甲状腺
   D. 泼尼松治疗
   E. 普萘洛尔
   F. 碘剂

70. （提示：患者接受剂量为 100mg 的 PTU 治疗，每日三次口服，病情缓解，但在治疗期间出现发热、咯血、皮疹及肌肉关节疼痛。）针对此现象，下列哪些检查可能会出现异常
   A. p－ANCA 阳性，且具有高滴度的抗髓过氧化物酶抗体

B. 胸部 CT 可发现肺部阴影
C. 可有贫血
D. 可有血沉增快
E. 可有血尿和蛋白尿
F. 肾穿活检多表现为局灶节段纤维素样坏死性和（或）新月体性肾小球肾炎

71. 针对此现象，如何处理
A. 立即停用 PTU
B. 应用糖皮质激素
C. 对于甲亢的治疗可改行核素治疗或甲状腺次全切除术
D. 仅用碘剂治疗
E. 换用甲巯咪唑
F. 换用甲硫氧嘧啶

（72～75 共用题干）

女，40 岁。1 年前开始间断出现直立后头晕，甚至晕厥，头晕时测血压 80/40mmHg，平卧休息后可好转，血压恢复至正常。1 年来体重逐渐下降 5kg。既往有阵发性血压升高病史 3 年，血压最高 200/110mmHg。查体：HR 86 次/分，BP 130/90mmHg，BMI 22kg/m^2。双肺呼吸音清，心律齐，未闻及杂音。腹平软，无压痛。腹部 CT 示左肾上腺类圆形肿物，直径约 3cm。

72. 初步诊断考虑
A. 原发性醛固酮增多症
B. 原发性高血压
C. 库欣综合征
D. 甲状腺功能亢进症
E. 嗜铬细胞瘤
F. 肾动脉狭窄

73. 下列检查中，应优先检查的项目是
A. 血儿茶酚胺
B. 尿儿茶酚胺
C. 24 小时尿游离皮质醇
D. 血醛固酮、肾素水平
E. 血皮质醇节律
F. 甲状腺功能
G. 胸片
H. 肾动脉造影

74. 患者化验显示血 NE 增加 7 倍，E 正常，多巴胺偏低，血皮质醇、醛固酮、肾素的检测未见异常。此病可见于哪些疾病
A. 多发性内分泌腺瘤病
B. VHL（von Hippel－Lindau）病
C. Bartter 综合征
D. 遗传性副神经节瘤综合征 1 型和 4 型（PGL－1、PGL－4）
E. 小细胞肺癌
F. 神经纤维瘤（NF Ⅰ）

75. 患者空腹血糖 7.2mmol/L，餐后 2 小时血糖 11.5mmol/L，甘油三酯 3.96mmol/L，总胆固醇 7.15mmol/L，低密度脂蛋白胆固醇 4.77mmol/L，K^+ 3.3mmol/L。下列说法正确的是
A. 患者既往有糖尿病，与此病无关
B. 患者既往有脂代谢紊乱，与此病无关
C. 此病可引起血糖异常
D. 此病可引起血脂异常
E. 此病可引起血钾降低
F. 此病与血钾偏低无关

（76～80 共用题干）

男，47 岁。既往有糖尿病史 8 年，高血压史十余年，入院前 2 个月发现左眼视力明显下降。入院后，血糖控制良好，BP 180/110mmHg，右眼视力 0.8，左眼视力 0.5，进行非散瞳眼底检查。结果显示，眼底大量出血，黄斑周围有大量硬性渗出，尚未见累及黄斑。

76. 该患者目前需要考虑的诊断是
A. 糖尿病合并高血压

B. 视网膜中央静脉阻塞
C. 糖尿病视网膜病变
D. 黄斑水肿
E. 糖尿病肾病
F. 黄斑变性

77. 为进一步明确诊断，急需的进一步检查是
A. 散瞳检查眼底
B. 眼部B超
C. 眼部UBM
D. 眼底血管荧光造影
E. 眼部CT
F. 视觉电生理

78. 检查结果显示视网膜大量出血沿血管走行，考虑目前病人诊断是
A. 眼底动脉硬化
B. 视网膜中央静脉阻塞
C. 黄斑变性
D. 黄斑水肿
E. 血液病
F. 青光眼

79. 针对该患者的视网膜大量出血，目前最有效的治疗措施是
A. 平稳降压
B. 全视网膜光凝术
C. 控制血糖
D. 降眼压
E. 促进眼底出血的吸收
F. 治疗黄斑变性

80. 判断疗效，控制疾病发展最直接的观察手段是
A. 视力检查　B. 测血糖
C. 测血压　D. 眼底镜检查
E. 眼底照相　F. 眼眶CT

（81～84共用题干）

女性，29岁。因头晕伴全身乏力、夜尿增多1年多入院治疗。查体：血压160/105mmHg，血钾2.1mmol/L。

81. 为明确诊断，该患者应首先进行的检查是
A. 螺内酯试验
B. 肾上腺CT
C. 赛庚啶试验
D. 血浆醛固酮测定
E. 地塞米松抑制试验
F. 肾上腺MRI

82. 对鉴别原发性醛固酮增多症和继发性醛固酮增多症最有价值的检查是
A. 低钠试验
B. 螺内酯试验
C. 血浆18－羟皮质酮测定
D. 高钠试验
E. 血浆醛固酮、肾素活性、血管紧张素测定
F. 肾上腺MRI

83. 若特发性醛固酮增多症诊断成立，应首先选用的治疗措施是
A. 应用氨鲁米特
B. 应用酮康唑
C. 应用米托坦
D. 应用螺内酯
E. 手术治疗
F. 应用氨苯蝶啶

84. 有关特发性醛固酮增多症的叙述，不正确的有
A. 为双侧肾上腺皮质球状带小结节增生
B. 醛固酮分泌呈自主性
C. 现认为是原醛症的常见病因
D. 大多数特醛症患者无肾上腺组织学上的明显异常变化

E. 肾上腺球状带细胞弥漫性增生，少数为局灶性或结节性增生

F. 电镜下具有正常束状带的亮细胞的特征

(85～89 共用题干)

女性，38 岁。因消瘦、乏力 2 周来诊。查体：体温 36.5℃，脉搏 108 次/分，呼吸 16 次/分，血压 100/70mmHg。无明显突眼，甲状腺Ⅰ度肿大，质地较软，无触痛。心率 108 次/分，心律齐，肺、腹无异常，双手平伸细震颤（+）。

85. 为明确诊断应进行的检查项目有

A. 血常规

B. 红细胞沉降率

C. 甲状腺超声检查

D. 甲状腺功能

E. TPOAb

F. TRAb

86. TT_3 3.65nmol/L，TT_4 280nmol/L。患者最可能的诊断是

A. Graves 病

B. 结节性甲状腺肿伴甲状腺功能亢进症

C. 无痛性甲状腺炎

D. 亚急性甲状腺炎

E. 桥本甲状腺炎

F. 桥本甲状腺功能亢进症

87. 对确定诊断和鉴别诊断意义较大的检查是

A. 血清 T_3、T_4、TSH

B. 甲状腺 B 超

C. 检测病毒抗体

D. 红细胞沉降率

E. ^{131}I 摄取率

F. 颈部 CT

88. 患者进行了甲状腺碘摄取率测定，可能出现的结果有

A. 4 小时 1%，24 小时 3%

B. 4 小时 3%，24 小时 5%

C. 4 小时 5%，24 小时 9%

D. 4 小时 40%，24 小时 60%

E. 4 小时 50%，24 小时 65%

F. 4 小时 80%，24 小时 70%

89. 如果上述检查显示 T_3，T_4 升高，^{131}I 摄取率明显降低，治疗方案应为

A. 密切随访

B. 积极术前准备，择期手术

C. 使用糖皮质激素

D. 进行 ^{131}I 治疗

E. 可给予 β 受体阻断剂控制症状

F. 大剂量抗甲状腺药物控制甲状腺功能亢进症状

(90～96 共用题干)

男性，30 岁，主因“肥胖、乏力半年，腹部紫纹伴头痛 2 个月”就诊。患者近半年出现腹型肥胖，四肢变细，伴乏力，2 个月前无明显诱因出现皮肤紫纹，主要集中于腹部。双侧腹股沟未见皮肤破损溃烂，伴头痛，多见于激动时，无头晕、恶心、呕吐。既往体健，无长期服药史。查体：身高 172cm，体重 96kg，血压 148/89mmHg。

90. 根据症状及查体，应重点考虑以下哪些疾病

A. 单纯性肥胖

B. 垂体催乳素瘤

C. 甲状腺功能减退症

D. 库欣病

E. 库欣综合征

F. 原发性醛固酮增多症

G. 嗜铬细胞瘤

H. Addison 病

91. 为明确诊断，首先应该进行哪些检查

A. 血糖

B. 血脂
C. 血钾
D. 血钙、磷
E. 血 ACTH－F 节律
F. 血儿茶酚胺
G. 甲状腺功能
H. 性腺六项
I. 24 小时尿游离皮质醇
J. 血尿渗透压

92. 如该患者上题检查结果出现异常，为进一步鉴别诊断，下列哪项检查最有价值
A. 尿 17－羟皮质类固醇
B. 24 小时尿钾
C. MN、NMN
D. 小剂量地塞米松抑制试验
E. 大剂量地塞米松抑制试验
F. 肾上腺 CT

93. 如上题结果阳性，为进一步定位诊断，下列哪项检查最有价值
A. 血皮质醇
B. 血钾
C. 尿渗透压
D. 过夜地塞米松抑制试验
E. 小剂量地塞米松抑制试验
F. 大剂量地塞米松抑制试验
G. 肾上腺静脉分段取血

94. 下列针对库欣病和肾上腺皮质腺瘤所做的检查，描述正确的有
A. 两者血浆 ACTH 水平均升高且昼夜节律消失
B. 两者血浆 ACTH 水平均降低甚至测不出
C. 库欣病血浆 ACTH 升高，肾上腺皮质腺瘤血浆 ACTH 水平降低
D. 库欣病血浆 ACTH 降低，肾上腺皮质腺瘤血浆 ACTH 水平升高
E. 小剂量地塞米松抑制试验，两者不均能被抑制
F. 小剂量地塞米松抑制试验，库欣病多数能被抑制，肾上腺皮质腺瘤不被抑制
G. 小剂量地塞米松抑制试验，库欣病不被抑制，肾上腺皮质腺瘤能被抑制
H. 大剂量地塞米松抑制试验，两者均不能被抑制
I. 大剂量地塞米松抑制试验，库欣病多数能被抑制，肾上腺皮质腺瘤不被抑制
J. 大剂量地塞米松抑制试验，库欣病不被抑制，肾上腺皮质腺瘤能被抑制
K. CRH 兴奋试验，库欣病正常反应或过度，肾上腺皮质腺瘤无反应
L. CRH 兴奋试验，库欣病无反应，肾上腺皮质腺瘤正常反应或过度

95. 下列哪些疾病常易出现比较严重的低血钾性碱中毒
A. 库欣病
B. 肾上腺皮质腺瘤
C. 肾上腺皮质增生
D. 肾上腺皮质腺癌
E. 单纯性肥胖
F. 糖尿病
G. 异位 ACTH 综合征

96. 下列哪些药物可以抑制肾上腺皮质激素合成
A. 托伐普坦　B. 双氯芬酸钠
C. 氨鲁米特　D. 环磷酰胺
E. 甲吡酮　F. 溴隐亭
G. 伊曲康唑　H. 咪康唑

（97～100 共用题干）

女性，30 岁，因“心悸、眼球突出 1

个月”就诊。询问病史发现患者近3个月来体重下降10kg，烦躁易怒。

97. 该患者诊断可能为
    A. 甲状腺功能减低
    B. 眼部恶性肿瘤
    C. 眼部良性肿瘤
    D. 眼部感染
    E. 甲状腺功能亢进症
    F. 亚急性甲状腺炎
    G. 颅内占位病变

98. 下列有助于判断甲状腺功能亢进症是原发性或继发性的指标或检查有
    A. TSH
    B. FT_4
    C. FT_3
    D. ATPO
    E. TRAb
    F. 甲状腺核素扫描
    G. 甲状腺彩色多普勒检查
    H. ^{131}I 摄取率

99. 下列关于甲亢并浸润性突眼的描述，哪些是正确的
    A. 发病与免疫和遗传有关
    B. 有甲亢一定有浸润性突眼
    C. 有浸润性突眼，不一定同时有甲亢
    D. 突眼病变的严重程度与甲亢的轻重程度呈平行性关系
    E. 应用抗甲状腺药物使甲亢症状缓解，突眼即可减轻
    F. 浸润性突眼的轻重程度与甲亢程度无明显关系

100. 下列有关甲状腺功能亢进症伴浸润性突眼的治疗，正确的是
    A. 控制甲亢，首选抗甲状腺药物
    B. 控制甲亢，首选手术
    C. 控制甲亢，一般不选放射碘
    D. 夜间下肢抬高
    E. 夜间睡平板床
    F. 考虑合用 $L-T_4$
    G. 必须使用普萘洛尔

全真模拟试卷（五）

一、单选题：每道试题由 1 个题干和 5 个备选答案组成，题干在前，选项在后。选项 A、B、C、D、E 中只有 1 个为正确答案，其余均为干扰选项。

1. 下述哪项符合腺垂体功能减退症
   A. TSH 下降，T_3、T_4增高
   B. TSH 增高，T_3、T_4下降
   C. TSH 下降，T_3、T_4下降
   D. ACTH 下降，皮质醇增高
   E. FSH、LH 增高，雌二醇、孕酮下降

2. 关于磷脂的说法正确的是
   A. 磷脂是生物膜的重要组成成分
   B. 磷脂随所构成的脂蛋白解体而直接排出体外
   C. 血浆磷脂的半衰期约为 9 小时
   D. 磷脂对糖的吸收起决定的作用
   E. 磷脂是恒定的供给能量来源

3. 女性，35 岁，BMI 27.6kg/m^2，体检发现血糖高，复查血糖空腹 6.75mmol/L，OGTT 2h 9.6mmol/L；应诊断为
   A. IGT　　B. IFG
   C. IGR　　D. MODY
   E. GDM

4. 腺垂体功能减退症危象处理禁用
   A. 氯丙嗪　　B. 氢化可的松
   C. 保暖　　D. 高渗葡萄糖
   E. 甲状腺激素

5. 与动脉粥样硬化关系密切的物质是
   A. 醛固酮、β－脂蛋白及三酰甘油
   B. 醛固酮、β－脂蛋白及胆固醇
   C. 醛固酮、胆固醇及三酰甘油
   D. 三酰甘油、β－脂蛋白及胆固醇
   E. 肾上腺素、β－脂蛋白及胆固醇

6. 男，56 岁，BMI 26.8 kg/m^2，无“三多一少”症状，空腹血糖 6.6mmol/L，父亲患糖尿病，下列哪项检查最有意义
   A. 24 小时尿糖定量
   B. 尿糖定性
   C. 餐后血糖
   D. OGTT 试验
   E. 糖化血红蛋白

7. 关于单纯性甲状腺肿的叙述，错误的是
   A. T_3、T_4正常
   B. TSH 正常
   C. 甲状腺球蛋白水平增高
   D. T_3、T_4增高
   E. 甲状腺病理无出血和钙化

8. 对于糖尿病的叙述，正确的是
   A. 血糖正常即可排除糖尿病
   B. 多饮、多尿、多食、消瘦是糖尿病病人必有的症状
   C. 尿糖阳性即可诊断糖尿病
   D. 尿糖阴性不能排除糖尿病
   E. 1 型糖尿病不易发生低血糖反应

9. 下述哪种物质可以调节甲状旁腺激素的分泌
   A. 血糖　　B. 血钙
   C. 血磷　　D. 血钠
   E. 血钾

10. 以下哪种激素是通过 G 蛋白偶联受体发挥其生物效应的
    A. 雌二醇　　B. GH

C. ACTH　D. 表皮生长激素
E. 类固醇

11. 甲亢患者适合用放射性碘治疗的是
A. 20 岁以下，妊娠、哺乳期
B. 严重心、肝、肾功能衰竭
C. 重症浸润性突眼
D. 甲状腺危象
E. 甲亢性心脏病

12. 女性，34 岁，抗甲状腺药物治疗 2 周，高热、咽痛 2 天，应即刻检查
A. T_3、T_4　B. 血常规
C. 胸片　D. ESR
E. 耳科诊治

13. 下列关于浸润性突眼的特点哪项不正确
A. 眼睛自觉症状明显
B. 可伴有胫前黏液水肿
C. 男性患者比女性患者多
D. 可无甲状腺功能亢进症状
E. 不侵犯眼外肌和眼球后组织

14. 糖尿病肾病的特点是
A. 与病程长短无关，只与糖尿病类型有关
B. 蛋白尿较轻微，而主要表现为肾功能衰竭
C. 尿中最先出现 M 蛋白及 β_2 微球蛋白
D. 常发生坏死性乳头炎
E. 与糖尿病病程有关，可有大量蛋白尿、水肿、血浆蛋白下降，早期可为间歇性蛋白尿

15. 有关夏科（Charcot）关节说法不正确的是
A. 与神经营养不良有关
B. 与外伤有关
C. 好发于足部和下肢各关节
D. 与感染有关
E. 受累关节有广泛骨质破坏和畸形

16. 用他巴唑治疗甲亢患者发生轻度皮疹时应当
A. 改用甲基硫氧嘧啶
B. 加用甲状腺制剂
C. 加用碘剂
D. 加用抗过敏药物，继续用药观察
E. 改用 ^{131}Ⅰ治疗

17. 下列易导致容量负荷过重性心力衰竭的是
A. 高血压　B. 主动脉瓣狭窄
C. 肺动脉高压　D. 二尖瓣关闭不全
E. 扩张型心肌病

18. 游离脂肪酸的英文缩写是
A. LDL　B. FFA
C. LPL　D. HDL
E. LCAT

19. 女性，54 岁，口渴，多饮多尿半年，身高 165cm，体重 52kg，查空腹血糖 9.8mmol/L，父亲及弟弟患糖尿病，应采取的治疗方案是
A. 饮食控制 + 运动 + 阿卡波糖
B. 饮食控制 + 运动
C. 饮食控制 + 运动 + 磺脲类药物
D. 饮食控制 + 运动 + 二甲双胍
E. 饮食控制 + 运动 + 罗格列酮

20. 下列定位诊断胰岛素瘤的方法中，效果不佳的是
A. Whipple 三联征
B. 血胰岛素测定
C. 术前 B 超检查
D. 选择性动脉造影
E. CT 和磁共振成像

21. 男性，25 岁。主因“烦渴、多饮、多尿 2 个月余”就诊。日饮水量 10000ml，尿量

与饮水量相当，禁水 7 小时血浆渗透压 310mOsm/(kg · H_2O)，尿量 130ml/h，尿渗透压 253mOsm/(kg · H_2O)，尿比重 1.007，皮下注射垂体加压素 3mg 后，第 2 小时尿量 25ml，尿渗透压 470mOsm/(kg · H_2O)，尿比重 1.015。下列首选的处理是

A. 限制饮水量

B. 口服弥凝酯酸去氨加压素片治疗

C. 肾功能检测

D. 头颅 CT 或 MRI 检查

E. 垂体功能评估

22. 男，69 岁，右侧胸痛伴咯血 2 个月余。胸部 CT 提示右侧中央型肺癌。右侧肾上腺见较大、低密度肿块，伴轻度环形强化。诊断为

A. 右侧肾上腺囊肿

B. 右侧肾上腺转移瘤

C. 右侧肾上腺腺瘤

D. 右侧肾上腺癌

E. 右侧肾上腺嗜铬细胞瘤

23. 磺脲类降糖药最常见的不良反应为

A. 胃肠道反应

B. 可能干扰心肌缺血预适应

C. 低血糖反应

D. 需频繁调整剂量

E. 乳酸性酸中毒

24. 中国成年人肥胖的标准是

A. 体重指数≥18kg/m^2

B. 体重指数≥24kg/m^2

C. 体重指数≥28kg/m^2

D. 体重指数≥30kg/m^2

E. 体重指数≥32kg/m^2

25. 不宜在急性痛风性关节炎期加用的药物是

A. 别嘌醇　　B. 秋水仙碱

C. 非甾体抗炎药　D. 糖皮质激素

E. 碳酸氢钠

26. 下列疾病中，血 ACTH 升高的是

A. 肾上腺皮质增生引起的库欣综合征

B. 希恩综合征

C. 原发性醛固酮增多症

D. 肢端肥大症

E. 先天性肾上腺皮质增生

二、多选题：每道试题由 1 个题干和 5 个备选答案组成，题干在前，选项在后。选项 A、B、C、D、E 中至少有 2 个正确答案。

27. 载脂蛋白按组成可分为

A. ApoD　　B. ApoE

C. ApoC　　D. ApoA

E. ApoB

28. 水摄入不足见于

A. 吞咽困难　　B. 脑外伤

C. 拒食　　D. 昏迷

E. 创伤

29. 临床上考虑中枢性性早熟的必需诊断要点

A. 第二性征提前出现（符合定义的年龄），并按照正常发育程序进展，女童：乳房发育，身高增长速度突增，阴毛发育，一般在乳房开始发育 2 年后初潮呈现。男童：睾丸和阴茎增大，身高增长速度突增，阴毛发育，一般在睾丸开始增大后 2 年出现变声和遗精

B. 促性腺激素释放激素（GnRH）激发试验：用化学发光法测定，激发峰值 LH > 3.3 ~ 5.0U/L，LH/FSH 比值 >0.6

C. 发育过程中呈现身材线性生长加速

D. 性腺增大：女孩在 B 超下见卵巢容积 > 1ml，并可见多个直径 > 4mm

的卵泡；男孩则睾丸容积 > 4ml，并随病程延长进行性增大

E. 血清性激素水平升高至青春期水平

30. 关于痛风性肾病，叙述正确的有

A. 90% ~ 100% 的痛风患者会发生这种特征性病理损害

B. 是由尿酸盐结晶沉积引起的慢性肾间质性炎症

C. 早期以间歇性蛋白尿为表现

D. 出现急性肾衰竭时宜用呋塞米排出水分

E. 部分患者以痛风性肾病为首发症状

31. 糖尿病肾病的治疗要点是

A. 严格限制热量

B. 限盐

C. 增加运动

D. 强化降糖使 HbA1c < 7%

E. 强化他汀降脂治疗

32. 催乳素瘤的临床表现因性别而有所差异，但主要有

A. 女性患者表现为溢乳、闭经和不孕

B. 男性患者表现为勃起功能障碍、性欲减退与不育

C. 头痛、视野缺损和其他脑神经压迫症状

D. 癫痫发作、脑脊液鼻漏等

E. 发热

33. 亚临床甲状腺功能减退需要替代治疗的有

A. 高胆固醇血症

B. 血清 TSH > 10 mU/L

C. 血清 TSH < 8 mU/L

D. 甲状腺自身抗体强阳性

E. 甲状腺自身抗体阴性

34. 甲状腺 B 超检查提示结节，可能为恶性的征象有

A. 结节周围有晕，呈彗星尾状

B. 结节内血流丰富

C. 结节内有点状钙化

D. 结节周围有壳样钙化

E. 结节边界不规则

35. ACTH 依赖性皮质醇增多症的病因鉴别诊断的试验方法包括

A. 血 ACTH 测定

B. 大剂量地塞米松抑制试验

C. 血 CRH 兴奋试验

D. 胰岛素低血糖兴奋试验

E. 小剂量地塞米松抑制试验和 CRH 兴奋试验联合试验

36. 对人体生长和发育有影响的激素有

A. 生长激素　B. 性激素

C. 甲状腺激素　D. 肾上腺素

E. 垂体后叶素

37. 下列哪项是正确的

A. 服用左旋多巴时，尿中儿茶酚胺增加

B. 普萘洛尔与去甲肾上腺素作用相拮抗

C. 治疗嗜铬细胞瘤的高血压，β 受体阻断剂为首选

D. 诊断嗜铬细胞瘤，肾上腺 B 超有价值

E. 嗜铬细胞瘤在腹部以外的部位也可发生

38. 下述不属于放射性 ^{131}I 治疗的禁忌是

A. 对抗甲状腺药物有过敏反应而不能续用或长期治疗无效或停药后复发者

B. 并发心肝肾等疾病不宜手术或术后复发或不愿手术者

C. 妊娠或哺乳期妇女

D. 20 岁以下者

E. 白细胞过低

39. 垂体前叶分泌的激素有
A. 促甲状腺激素
B. 促肾上腺皮质激素
C. 生长激素
D. 抗利尿激素
E. 黑色素细胞刺激素

40. 激素的传递方式有
A. 远距离分泌
B. 神经分泌
C. 旁分泌
D. 腔内分泌
E. 经有导管的腺体分泌

41. 关于继发性甲旁亢与原发性甲旁亢，以下说法不正确的是
A. 原发性甲旁亢血清 PTH 常明显升高，血氯下降
B. 继发性甲旁亢血清 PTH 减低，血氯升高
C. 散发性甲旁亢由继发性甲旁亢发展而来
D. 原发性甲旁亢可被皮质醇抑制试验抑制
E. 两者血 AKP 均正常，尿羟脯氨酸、尿 cAMP 增高

42. MEN-1 胰高血糖素瘤的临床表现有
A. 体重增加
B. 移行性坏死性皮炎
C. 糖尿病
D. 贫血
E. 低血糖

43. 常量元素矿物质中，构成骨骼的主要元素有
A. 钾　　B. 钠
C. 钙　　D. 磷
E. 镁

44. 下列症状可在原醛症患者中出现的是
A. 期前收缩或阵发性室上性心动过速
B. 高血压
C. 儿童患者有生长发育障碍
D. 肢体麻木、手足搐搦
E. 多尿、多饮

45. 1 型糖尿病的临床特点有
A. 多发生于青少年，起病较急，病情较重
B. 血浆胰岛素水平低下
C. 较少发生酮症酸中毒
D. 必须胰岛素治疗
E. 对胰岛素敏感，不易发生低血糖反应

46. 甲旁减的临床常见类型有
A. 原发性甲旁减
B. 特发性甲旁减
C. 继发性甲旁减
D. 低血镁性甲旁减
E. 假性甲旁减

三、共用题干单选题：以叙述一个以单一病人或家庭为中心的临床情景，提出 2～6 个相互独立的问题，问题可随病情的发展逐步增加部分新信息，每个问题只有 1 个正确答案，以考查临床综合能力。答题过程是不可逆的，即进入下一问后不能再返回修改所有前面的答案。

（47～49 共用题干）

男，49 岁，因“饮酒后 6 h 出现左踝关节剧烈疼痛、伴红肿”来诊。既往类似发作 2 次，每次发作 4～6 d，可自行缓解，曾用抗生素治疗，效果不明显。

47. 最可能的诊断是
A. 类风湿关节炎
B. 急性痛风性关节炎
C. 风湿性关节炎
D. 强直性脊柱炎

E. 骨关节炎

48. 可确诊该诊断的检查或处理是
A. 关节液镜检见尿酸盐结晶
B. 关节液镜检见二羟焦磷酸钙结晶
C. 关节液镜检见大量白细胞
D. 关节液培养发现革兰阳性菌
E. NSAIDS 治疗有效

49. 可迅速缓解该患者症状的药物是
A. 别嘌醇 B. 糖皮质激素
C. 秋水仙碱 D. 柳氮磺吡啶
E. 丙磺舒

（50～51 共用题干）

女性，50 岁，身高 158cm，体重 68kg，2 型糖尿病病史 1 年，经饮食控制，体育锻炼，血糖未达到理想水平。

50. 治疗上首选
A. 格列齐特治疗
B. 二甲双胍治疗
C. 胰岛素治疗
D. 胰岛素＋二甲双胍治疗
E. 格列本脲＋二甲双胍治疗

51. 1 周后餐后血糖仍未达标，可加用
A. 磺脲类
B. 噻唑烷二酮类
C. 双胍类
D. 胰岛素
E. 葡糖苷酶抑制剂

（52～55 共用题干）

女性，23 岁，多汗、手抖 1 个月；查体：无突眼；甲状腺Ⅱ度肿大，似有结节，质地韧硬，无触痛；心率 110 次/分，律规整；伸手细颤（＋）；T_3、T_4 增高，TSH 降低；TgAb、TPOAb 明显增高，TSAb（－）。

52. 该病人最可能的诊断是
A. 桥本病伴一过性甲状腺毒症
B. 桥本病合并 Graves 病
C. Graves 病
D. 毒性结节性甲状腺肿
E. 无痛性甲状腺炎

53. 该病人的进一步诊疗措施是
A. 抗甲状腺药物治疗
B. 甲状腺扫描
C. 甲状腺超声检查
D. 甲状腺穿刺细胞学检查
E. 准备手术治疗

54. 桥本病一过性甲状腺毒症是由于
A. 甲状腺激素合成过多
B. T_4 向 T_3 转变过多
C. 自身免疫性炎症破坏滤泡细胞致甲状腺激素释放入血过多
D. 自身免疫性破坏影响甲状腺激素降解
E. TBG 增多

55. 对于 TgAb 与 TPOAb 强阳性的甲亢患者，治疗中需注意的问题是
A. 甲亢症状不易控制
B. 用药过程中注意复查甲亢 3 项，用药容易出现甲状腺功能减退
C. 宜短疗程
D. 首选放射性碘治疗
E. 易复发

（56～57 共用题干）

女性，33 岁，低热 1 周，伴焦虑、易怒、心悸、多汗；查体：T 37.6℃，P 110 次/分；甲状腺可触及，右侧有结节、质硬、触痛明显，无震颤及杂音；舌、手细震颤（＋），ESR 78mm/第 1 小时末，考虑甲状腺功能亢进。

56. 良性突眼与浸润性突眼的鉴别下列哪项最有价值
A. Dalrymple 征
B. VonGraefe 征

C. Stellwag 征
D. Mobius 征
E. 眼睛异物感，结膜充血红肿

57. 下列哪种情况甲状腺功能亢进不能手术
A. 胸骨后甲状腺肿
B. 结节性甲状腺肿
C. 妊娠 8 个月合并甲状腺功能亢进
D. 药物治疗甲状腺功能亢进反复复发
E. 自主高功能结节性甲状腺功能亢进

（58 ~ 60 共用题干）

女性，46 岁，口渴、多饮、多尿、体重下降 3 年，恶心、呕吐 2 天，身高 165cm，体重 50kg，无糖尿病家族史，尿酮体（+ +），空腹血糖 17.9mmol/L。

58. 该患者需要进行哪两种糖尿病类型的鉴别
A. 2 型糖尿病与 LADA
B. LADA 与特发性 1 型糖尿病
C. MODY 与 2 型糖尿病
D. 2 型糖尿病与线粒体基因突变糖尿病
E. MODY 与 LADA

59. 该病人目前最具有鉴别诊断意义的实验室检查是
A. IAA　B. ICA
C. 空腹胰岛素　D. GAD65
E. 空腹血 C 肽

60. 患者目前的治疗
A. 二甲双胍　B. 瑞格列奈
C. 格列吡嗪　D. 胰岛素
E. 罗格列酮

（61 ~ 63 共用题干）

女性，62 岁。因左上肢抽搐和昏迷而急诊。近半月来患者反复畏寒、发热、恶心、精神不振，4 小时前开始神志不清，既往史不详，有糖尿病家族史。查体：肥胖体型，双瞳孔直径 3mm，尿糖（+ + +），尿酮（+），二氧化碳结合力 19mmol/L，血钠 155mmol/L，血糖 33mmol/L。

61. 该患者最可能的诊断是
A. 脑血栓形成
B. 糖尿病酮症酸中毒
C. 脑血管意外
D. 糖尿病非酮症性高渗性昏迷
E. 低血糖

62. 为确诊，首选下列哪项检查能最快得到结果
A. 测血电解质
B. 测血浆渗透压
C. 测血糖及 BUN 浓度
D. 测尿渗透压
E. 测阴离子间隙

63. 下列哪一项是不需要进行的处理
A. 大量补液
B. 静脉滴注普通胰岛素
C. 补钾
D. 补碱
E. 对症处理

（64 ~ 66 共用题干）

女性，26 岁。原发性闭经，因发现血压高、四肢无力就诊。查体：血压 170/100mmHg，乳房未发育，外阴幼女型，化验：血钾 2.1mmol/L。

64. 患者 CT 检查示双肾上腺增生，B 超未见子宫，考虑患者可能为
A. 原发性醛固酮增多症
B. 皮质醇增多症
C. 先天性肾上腺皮质增生
D. 垂体瘤
E. 原发性高血压

65. 下列哪一项化验结果最可能符合该患者
A. 雌激素增多

B. ACTH 低于正常
C. 皮质醇增多
D. 皮质酮降低
E. 血 17 - 羟孕酮降低

66. 针对该病，描述不正确的是
A. 血压升高原因是醛固酮增加
B. 应用性激素替代治疗
C. 应用糖皮质激素替代治疗
D. 低血钾，尿钾排泄增多
E. ACTH 高于正常

四、案例分析题：每道案例分析题3~12问。每问的备选答案至少6个，最多12个，正确答案的个数不定。考生每选对一个正确答案给1个得分点，选错一个扣1个得分点，直至扣至本问得分为0，即不含得负分。案例分析题的答题过程是不可逆的，即进入下一问后不能再返回修改所有前面的答案。

(67~70 共用题干)

患者，近年来进行性肥胖，因原因不明闭经半年余就诊，查体：发现其向心性肥胖，面部、胸部都有痤疮，下腹部皮肤有紫纹，BP 165/100mmHg，血糖 85mg/dl，血皮质醇 46μg/dl。

67. 最可能的诊断为
A. 高血压病
B. 糖尿病
C. 单纯肥胖症
D. 皮质醇增多症
E. 原发闭经
F. 高脂血症

68. 下列关于皮质醇增多症的描述哪项是正确的
A. 向心性肥胖、痤疮
B. 皮肤粗厚、肌肉发达
C. 满月脸，多血质外貌
D. 骨质疏松、高血压
E. 眉毛外 1/3 脱落
F. 黏液性水肿
G. 皮肤黏膜色素沉着

69. 皮质醇增多的下腹部、臂部、大腿内侧紫纹的形成原因是
A. 蛋白质代谢紊乱
B. 糖代谢障碍
C. 脂肪沉着
D. 皮肤弹力纤维断裂
E. 肥胖、皮肤薄
F. 脂代谢障碍
G. 皮下出血

70. CT 见垂体腺瘤，双肾上腺轻度增生，最好的治疗方法是
A. 肾上腺次全切除 + 垂体照射
B. 肾上腺全切除 + 垂体照射
C. 口服肾上腺皮质激素合成阻滞剂
D. 经蝶窦切除垂体微腺瘤
E. 经筛窦切除垂体微腺瘤
F. 以上均不理想

(71~74 共用题干)

男，13 岁，因“身材矮小”来诊。查体：身高 136 cm，体重 52 kg，智力一般，甲状腺Ⅰ度肿大；HR 76 次/分，律齐；阴茎、睾丸幼年型，无阴毛、腋毛和胡须；双下肢轻度水肿。

71. 为明确诊断，首先应进行的检查项目包括
A. 生长激素
B. 甲状腺激素
C. 血生化（肝、肾功能，血糖，血脂，蛋白等）
D. 血常规
E. 垂体 MRI
F. 性激素

72. 需要考虑的诊断包括

A. 垂体性侏儒
B. 青春期发育迟缓
C. 恶性贫血
D. 慢性肾小球肾炎
E. 营养不良
F. 先天性肾上腺增生
G. 原发性甲状腺功能减退
H. 先天性心脏病

73. 为明确诊断应进行的检查是
A. 甲状腺激素测定
B. 甲状腺自身抗体测定
C. 心脏多源 CT
D. 染色体核型
E. 生长激素激发试验
F. 促肾上腺皮质激素测定

74. 假如确诊为先天性性腺发育不全，还需要考虑的疾病是
A. 桥本甲状腺炎
B. 垂体瘤
C. 体质性发育迟缓
D. 心包炎
E. 白血病
F. 肝硬化

（75～79 共用题干）

女，52 岁。6 年前与家人生气后，感心慌，易饥，食量由原来的 250 克/日增至 500 克/日，同时怕热多汗，说话多，易怒、失眠，逐渐发现双眼突出，四肢无力。在当地医院就诊，诊断为“甲亢”，给予口服甲巯咪唑 30mg/d，分三次口服，1 月后病情好转，服药半年自行停药。后病情多次反复，每次经口服甲巯咪唑均可缓解。2 个月前再次出现心慌、易饥多食，劳累后心慌、气短明显，夜间有时憋醒。病后大便每日两次，成形，体重减轻 8kg。既往体健，无药物过敏史，家中无类似患者。查体：T 37℃，P 110 次/分，R 26 次/分，BP 110/60mmHg，发育正常，消瘦，自动体位，皮肤潮湿，浅表淋巴结不大，眼球突出，闭合障碍，唇无发绀，甲状腺Ⅱ度肿大，质软，无结节，两上极可触及震颤，并可闻及血管杂音，颈静脉怒张，双肺呼吸音清晰，心界稍向左扩大，心率 150 次/分，律不齐，第一心音强弱不等，心尖部可闻及 2/6 级收缩期吹风样杂音，腹软，无压痛，肝肋下可及，无移动性浊音，肠鸣音活跃，双下肢压凹性水肿，双膝、跟腱反射活跃，双 Babinski 征（－）。

75. 该患者目前可能存在哪些临床问题
A. 甲状腺功能亢进症
B. 心房颤动
C. 左心功能不全
D. 右心功能不全
E. 心包积液
F. 心瓣膜病

76. 以下哪些检查对评估该患者病情是必需的
A. 血总 T_3 和总 T_4 测定
B. 血游离 T_4（FT_4）和游离 T_3（FT_3）测定
C. 血 TSH 测定
D. 甲状腺 B 超
E. 甲状腺放射性核素扫描
F. ^{131}I 摄取率
G. TSAb
H. 反 T_3（rT_3）的测定
I. 心动超声
J. BNP

77. 针对该患者应采取下列哪些治疗措施
A. 使用抗甲状腺药物治疗
B. 控制心衰，给予利尿剂
C. 控制心率，给予大剂量 β 受体阻断剂
D. 给予大剂量碘剂尽快控制甲亢

E. 禁碘以备病情稳定后行^{131}I 治疗
F. 在抗甲状腺治疗基础上，首选甲状腺次全切除术
G. 先行床旁血滤治疗
H. 大剂量抗生素预防感染

78. 该患者化验检查提示 ALT、AST 增高，同时有胆红素水平轻度升高，为明确肝功异常原因，应进行下列哪些检查
A. 肝炎病毒标志物检测
B. 抗核抗体（ANA）
C. 抗平滑肌抗体（ASMA）
D. 抗肝肾微粒体抗体（LKM）
E. 抗线粒体抗体（AMA）
F. 抗 O（ASO）测定
G. 甲状腺过氧化物酶抗体（TPOAb）检查
H. 胆道造影检查

79. 该患者出现肝功异常可能的危险因素有哪些
A. 抗甲状腺药物所致
B. 甲状腺激素引起的高代谢效应所致
C. 该患者可能同时合并自身免疫性肝病
D. 该患者可能同时合并病毒性肝炎
E. 甲亢性心脏病引起肝淤血所致
F. 甲状腺激素的直接作用

（80 ~ 84 共用题干）

女，35 岁。颈前疼痛伴心慌、怕热 3 周余，疼痛放射至耳部和头部，似有低热。查体：咽喉部无明显红肿，心率 105 次/分。

80. 下列哪些辅助检查可以帮助明确诊断
A. 血常规
B. 红细胞沉降率（ESR）
C. 甲状腺功能
D. 甲状腺彩超
E. 颈部 CT
F. 甲状腺摄碘率测定
G. 甲状腺活检

81. 该患者查血常规：白细胞 10.5 × 10^9/L，中性粒细胞比率 76.1%，血沉 65mm/h，FT_3 7.18pmol/L（3.5 ~ 6.5pmol/L），FT_4 25.70pmol/L（11.5 ~ 22.7pmol/L），TSH 0.180μIU/ml（0.55 ~ 4.78μIU/ml），Tg 110.1ng/ml（1.4 ~ 78.0ng/ml），甲状腺球蛋白抗体（TgAb）78.50U/ml（0.00 ~ 60.00U/ml），甲状腺过氧化物酶抗体（TPOAb）25.8U/ml（0.00 ~ 60.00U/ml），该患者最可能的诊断是
A. 上呼吸道感染合并甲状腺功能亢进症
B. 急性甲状腺炎
C. 无痛性甲状腺炎
D. 亚急性甲状腺炎（亚甲炎）
E. 慢性淋巴细胞性甲状腺炎
F. 毒性弥漫性甲状腺肿

82. 该患者行甲状腺摄碘率检查及放射性核素扫描，可能出现的结果是
A. 甲状腺摄碘率降低
B. 甲状腺摄碘率正常
C. 甲状腺摄碘率升高
D. 甲状腺放射性核素扫描可见图像残缺或显像不均匀
E. 甲状腺放射性核素扫描示无功能结节
F. 甲状腺放射性核素扫描示热结节

83. 该患者行超声引导下甲状腺病灶部位细针穿刺细胞学检查，具有特征性的病理结果是
A. 弥漫或局灶淋巴细胞浸润
B. 多核巨细胞出现
C. 可见灶状、片状嗜酸性粒细胞
D. 肉芽肿组织形成
E. 甲状腺显著纤维化
F. 生发中心形成

84. 经以上检查，该患者确诊为亚急性肉芽肿性甲状腺炎，根据目前的病情可供选择的治疗包括

A. 抗生素

B. 非甾体抗炎药

C. 甲巯咪唑

D. 普萘洛尔

E. 泼尼松

F. 左甲状腺素片（$L-T_4$）

G. 放射性碘治疗

H. 手术治疗

（85 ~ 88 共用题干）

男，26 岁。6 年前出现手足麻木和肌肉抽搐，伴有肌肉疼痛，持续约 20 分钟可自行缓解。当地医院曾检查血钙为 1.37mmol/L，间断服用钙剂和维生素 D 治疗，偶有指端麻木，未复查血钙。近 1 个月出现间断憋气，伴心慌、头昏，近期症状发作频繁，约每日 2 ~ 3 次。

85. 为明确诊断，应进行的检查包括

A. 血钙、磷、ALP、PTH

B. 肾上腺皮质功能、甲状腺功能、血糖等

C. 头颅 CT 检查

D. 肌酶谱检查

E. 肾功能检查

F. 尿钙磷检查

86. 检查发现血钙为 1.54mmol/L，Na^+ 135mmol/L，PTH 0.1pmol/L，ACTH 101pg/ml（0 ~ 46pg/ml），COR 3.7μg/ml（5 ~ 25μg/ml），同时体检发现患者皮肤较黑，颈部、手指、牙龈有色素沉着，该患者最可能的诊断是

A. 原发性甲状旁腺功能减退症

B. 特发性甲状旁腺功能减退症

C. 自身免疫性多内分泌腺综合征Ⅰ型

D. 自身免疫性多内分泌腺综合征Ⅱ型

E. 假性甲状旁腺功能减退症

F. 甲状旁腺功能减退性肌病

87. 治疗上应给予

A. 维生素 D_3 和钙剂长期服用

B. 糖皮质激素替代治疗

C. 大剂量激素冲击疗法

D. 门冬氨酸钾镁口服

E. 终生维持治疗

F. 垂体放疗或手术

88. 治疗过程中监测患者尿钙逐渐升至 475mg/24h，发现有小的肾结石，患者无明显不适症状，应采取的措施包括

A. 降低治疗目标，使血钙维持在正常低值而无明显症状即可

B. 口服氢氯噻嗪治疗

C. 停止口服钙剂

D. 停止口服维生素 D

E. 体外震波碎石治疗

F. 加大口服糖皮质激素用量

（89 ~ 92 共用题干）

男，45 岁。患者单位体检查空腹血糖 7.1mmol/L 至门诊就诊，询问病史无明显“三多一少”症状，诉偶有午餐前饥饿感。母亲有糖尿病。体检：BP 135/90mmHg，心率 84 次/分，皮肤弹性好，双下肢无水肿。身高 170cm，体重 84kg。腰围 91cm，臀围 102cm。足背动脉搏动存在。

89. 为明确诊断需要行以下哪些检查

A. 糖化血红蛋白

B. 胰岛功能

C. 葡萄糖耐量试验

D. 分型抗体检测

E. 糖化白蛋白

F. 尿常规

90. 检查结果示：OGTT 空腹血糖 7.9mmol/L，2 小时血糖 15.3mmol/L。空腹胰岛素水平 11.4mIU/ml，2 小时胰岛素水平

54.5mIU/ml。糖化血红蛋白7.1%。肝肾功能正常，糖尿病分型抗体阴性。对该例患者的诊断是

A. 1型糖尿病
B. 2型糖尿病
C. 特殊类型糖尿病
D. 空腹血糖受损
E. 糖耐量减退
F. 糖调节受损

91. 该患者主要的治疗措施包括

A. 胰岛素　B. 口服降糖药
C. 饮食控制　D. 运动锻炼
E. 糖尿病教育　F. 监测血糖

92. 根据2010年中国糖尿病指南的建议，该患者糖尿病控制目标为

A. 空腹血糖低于7.2mmol/L
B. 餐后2小时血糖低于10mmol/L
C. 糖化血红蛋白低于7%
D. 血压低于130/80mmHg
E. 体重指数低于24kg/m²
F. 甘油三酯低于1.7mmol/L

(93~100共用题干)

男性，23岁。因“怕热、多汗、心悸、多食、体重下降2个月”来诊。2个月前，患者出现怕热、多汗，伴心悸，运动后加重，伴易饥、多食、体重下降，体重下降10千克。既往体健。

93. 该患者初步诊断

A. 心律失常
B. 1型糖尿病
C. 2型糖尿病
D. 肺结核
E. 甲状腺功能亢进症
F. 恶性肿瘤
G. 肾功能不全
H. 重度肝炎

94. 患者突然出现下肢瘫软，最有可能的是下列哪个疾病

A. 周围神经炎
B. 周期性麻痹
C. 重症肌无力
D. 甲亢性肌病
E. 肌营养不良症
F. 糖尿病性周围神经病变
G. 心功能衰竭

95. 对于该疾病的确诊具有重要意义的检查是下列哪项

A. 动态心电图　B. 空腹血糖
C. 胰岛功能　D. 甲状腺功能
E. 胸部CT　F. 肿瘤标志物
G. 肝功能　H. 肾功能

96. 下列哪几种药物可用于治疗该疾病

A. 胰岛素　B. 二甲双胍
C. 异烟肼　D. 利福平
E. 他巴唑　F. 双环醇
G. 丙硫氧嘧啶　H. 磺脲类药物

97. 给患者服用上述药物前一般至少需要做哪几项检查

A. 血沉　B. 肝功能
C. 乙肝两对半　D. 血常规
E. 胰岛功能　F. 肾功能
G. 糖化血红蛋白　H. 肌酐清除率

98. 患者服用药物后出现白细胞下降，何时需停药

A. 白细胞 $<4\times10^9/L$
B. 白细胞 $<3.5\times10^9/L$
C. 白细胞 $<3.0\times10^9/L$
D. 白细胞 $<2.5\times10^9/L$
E. 白细胞 $<2.0\times10^9/L$
F. 粒细胞 $<2.5\times10^9/L$
G. 粒细胞 $<2.0\times10^9/L$
H. 粒细胞 $<1.5\times10^9/L$

99. 患者在下列哪一种情况下应用抗甲状

腺药物首选丙硫氧嘧啶

A. 一旦确诊就首选丙硫氧嘧啶

B. 儿童甲亢

C. 甲亢心脏病

D. 拟手术治疗前

E. 拟放射碘治疗前

F. 哺乳期

G. 甲状腺危象

H. 妊娠中期

100. 达到下列哪几项指标可以考虑手术治疗

A. 甲状腺明显肿大，压迫气管

B. 结节性毒性甲状腺肿

C. 甲状腺肿有恶化可能

D. 严重甲亢，药物治疗不易完全控制

E. 长期抗甲状腺药物治疗，停药后又复发

F. 用硫脲类有毒性反应，但患者不愿行放射碘治疗

G. 手术后复发

H. 妊娠后期

全真模拟试卷（六）

一、单选题：每道试题由 1 个题干和 5 个备选答案组成，题干在前，选项在后。选项 A、B、C、D、E 中只有 1 个为正确答案，其余均为干扰选项。

1. 高渗性非酮症昏迷补液首先考虑使用
   A. 等渗生理盐水　B. 低渗生理盐水
   C. 3%氯化钠溶液　D. 5%葡萄糖溶液
   E. 胶体溶液

2. 关于 SIADH 的说法正确的是
   A. 当 ADH 升高时即可出现低钠血症
   B. SIADH 患者一般无水肿表现
   C. SIADH 患者，常有缺钠性低钠血症
   D. SIADH 时可有醛固酮分泌增多
   E. 由于 ADH 分泌增多是肾小管对水的重吸水增加，患者可出现水肿

3. 导致骨密度（BMD）降低的疾病不包括
   A. 慢性肾病
   B. 冠心病
   C. 骨软化症
   D. 甲状腺功能亢进症
   E. 抗抑郁药

4. 关于转移性低钾血症的叙述，下列说法错误的是
   A. 是由细胞外钾转移至细胞内引起
   B. 机体总钾量正常
   C. 细胞内钾增多
   D. 血清钾浓度降低
   E. 见于水过多和水中毒

5. 不能调控生长激素的合成和分泌的是
   A. GHRH　B. SRIF
   C. Ghrelin　D. PRL
   E. IGF-1

6. Schmidt 综合征是指
   A. 甲减伴心脏病
   B. 甲减伴恶性贫血
   C. 甲减伴麻痹性肠梗阻
   D. 原发性甲减伴特发性肾上腺皮质功能减退和 1 型糖尿病
   E. 原发性甲减伴特发性肾上腺皮质功能减退

7. 女性，35 岁，持续性血压升高 2 个月，疑诊为嗜铬细胞瘤，则下列检查中敏感性和特异性最高的是
   A. 尿 VMA　B. 尿 MNs
   C. 尿 NMN　D. 尿 TMN
   E. 尿 17-羟皮质类固醇

8. 糖尿病酮症酸中毒治疗中补碱的指征是
   A. 二氧化碳结合力小于 13.5mmol/L
   B. 血 pH 小于 6.9
   C. 血酮体阳性
   D. 血清碳酸氢根浓度小于 5mmol/L
   E. 低血压

9. 女性，66 岁，糖尿病病史 10 余年，长期口服降糖药治疗，血糖控制差。查体：身高 158cm，体重 76kg，给予人胰岛素（总量 60U/d）治疗 2 周后，血糖仍为 11.3～18.6mmol/L。目前首先考虑患者存在
   A. 胰岛素抵抗　B. 胰岛素抗药性
   C. 胰岛素过敏　D. 胰岛素过量
   E. 黎明现象

10. 关于 T2DM 与 T1DM 的不同点，错误

的说法是

A. T2DM 的病理改变为胰岛素抵抗

B. T2DM 的病理改变为胰岛 β 细胞自身免疫缺陷

C. T2DM 有更明显的遗传基础

D. T2DM 的病理改变为胰岛素分泌缺陷

E. T2DM 多见于成人

11. 下列疾病不会引起继发性肥胖的是

A. 多囊卵巢综合征

B. 皮质醇增多症

C. 甲状腺功能减退症

D. 性腺功能减退症

E. 嗜铬细胞瘤

12. 女，50 岁。家人无意中发现颈前部肿大而就诊。体检：甲状腺右叶可触及一 3cm×5cm 结节，质韧，无压痛，血管杂音阴性，对侧甲状腺未及肿大。心率 72 次/分，律齐。为明确诊断，应首选下列哪项检查

A. T_3、T_4水平测定

B. 甲状腺吸碘率测定

C. 甲状腺扫描

D. BMI 测定

E. TgAb、TPOAb 测定

13. 女，40 岁，因“半年体重增加 20kg，伴月经紊乱、多毛、头痛”来诊，蝶鞍 X 片未见蝶鞍扩大，皮质醇节律消失，小剂量地塞米松抑制率 20%，大剂量地塞米松抑制率 60%，诊断考虑是

A. 肾上腺皮质腺瘤

B. 肥胖症

C. Cushing 病

D. 肾上腺皮质癌

E. 异位 ACTH 综合征

14. 内分泌系统固有的内分泌腺共有

A. 垂体、甲状腺、甲状旁腺、肾上腺、性腺、胰岛

B. 下丘脑、垂体、甲状腺、甲状旁腺、肾上腺、性腺

C. 下丘脑、垂体、甲状腺、甲状旁腺、肾上腺、胰岛

D. 甲状腺、甲状旁腺、肾上腺、性腺、胰岛

E. 垂体、甲状腺、甲状旁腺、肾上腺、性腺

15. 男，18 岁。身高 135cm，因身材矮小来诊。体检：形体均匀，智力基本正常。骨龄延迟，相当于 10 岁。生长激素水平明显增高，诊断为侏儒症，以下哪项治疗是正确的

A. 胰岛素皮下注射

B. 口服 1，25 $(OH)_2D_3$

C. 生长激素替代治疗

D. 生长激素＋雄激素替代治疗

E. IGF－1 皮下注射

16. 碘剂治疗甲亢用于以下哪组情况

A. 甲亢危象、术前准备

B. 甲亢危象、妊娠

C. 应激

D. 甲亢性心脏病、甲亢危象

E. Craves 眼病、术前准备

17. 女性，34 岁。5 年前诊断为甲状腺功能亢进，已连续服药 5 年，症状完全缓解，已停药 1 年。近 1 月来出现心慌、多汗、手抖。测定 T_3、T_4 水平升高。双眼突出明显，突眼度左 18mm，右 21mm。甲状腺Ⅱ度肿大，双侧杂音；下列哪项治疗方案是不妥的

A. 继续应用抗甲状腺药物治疗

B. 口服抗甲状腺药物加甲状腺片

C. ^{131}I 治疗

D. 暂不考虑手术治疗

E. 口服抗甲状腺药物加普萘洛尔（心得安）加甲状腺片

18. 痛风急性发作时最有效药物是
A. 别嘌醇　B. 秋水仙碱
C. 碳酸氢钠　D. 丙磺舒
E. 糖皮质激素

19. 下列哪项检查可以鉴别中枢性面瘫与周围性面瘫
A. 能否皱眉和闭眼
B. 鼻唇沟是否变浅或消失
C. 有无面部异常感觉
D. 有无口角歪斜
E. 听力是否下降

20. 多发性肌炎和皮肌炎的区别是
A. 多发性肌炎发病率高
B. 皮肌炎有特征性皮疹
C. 多发性肌炎易复发
D. 皮肌炎肌无力轻
E. 多发性肌炎不累及脏器

21. 有关 AVP 的分泌以下哪项正确
A. 下丘脑视上核及室旁核细胞分泌，受上级神经元细胞调控
B. 下丘脑视上核及室旁核细胞分泌，受血钠浓度和血容量调节
C. 下丘脑视上核及室旁核细胞分泌，通过垂体门脉系统输送到神经垂体储存
D. 脑室旁核神经细胞分泌为主，经神经轴突输送到神经垂体储存
E. 由神经垂体神经细胞分泌并储存

22. 关于垂体催乳素瘤的叙述，下列哪项不正确
A. 男女均可发病
B. 催乳素瘤细胞中的胞质颗粒为腺垂体细胞胞浆颗粒中最大者
C. 女性催乳素瘤患者有闭经溢乳症状
D. 血浆催乳素基础水平常高于 200μg/L
E. 常有视神经交叉压迫症状

23. 男性，50 岁，空腹血糖 6.3mmol/L，OGTT2h 7.9mmol/L，根据 1999 年 WHO 标准可以诊断为
A. 糖尿病
B. 糖耐量异常
C. 空腹血糖受损
D. 糖耐量减低
E. 空腹血糖受损和糖耐量受损

24. 甲减性心脏病中不常见的表现是
A. 心包积液　B. 心肌肥大
C. 冠心病　D. 心绞痛
E. 心房颤动

25. Addison 病的病因不包括
A. 肾上腺脑白质营养不良
B. 自身免疫性肾上腺疾病
C. 慢性肾衰竭
D. 先天性肾上腺增生症
E. 恶性肿瘤转移

二、多选题：每道试题由 1 个题干和 5 个备选答案组成，题干在前，选项在后。选项 A、B、C、D、E 中至少有 2 个正确答案。

26. 关于黏液性水肿昏迷的治疗，下列正确的是
A. 根据需要补液
B. 氢化可的松治疗
C. 控制感染，治疗原发病
D. 补充甲状腺激素
E. 保温、供氧、保持呼吸道通畅

27. 下列可引起低钙血症的是
A. 小肠吸收不良
B. 骨软化症
C. 维生素 D 缺乏

D. 肾功能不全
E. 分泌类 PTH 多肽物质的肾恶性肿瘤

28. MEN-2 的筛查项目包括
A. RET 基因突变筛查
B. 基础和刺激后的血清降钙素
C. 尿儿茶酚胺和甲氧基肾上腺素
D. 血清钙
E. 空腹血糖

29. 必须使用胰岛素治疗的患者为
A. 糖尿病患者妊娠或分娩
B. 糖尿病合并肺结核
C. 糖尿病合并心肌梗死
D. 糖尿病患者手术前后
E. 磺脲类药物继发性治疗失效

30. 低血糖症是一组由多种原因引起的血糖浓度过低所致的临床综合征，病因包括
A. 药物性　　B. 肝源性
C. 胰岛源性　　D. 胰外肿瘤
E. 肾源性

31. 呼吸性酸中毒合并代谢性碱中毒时血气结果包括
A. $PaCO_2$ 升高
B. pH 值偏高
C. HCO_3^- 明显升高
D. 血钾降低，血氯降低
E. BE 为负值

32. 关于水利尿剂（Tolvaptan）的应用，叙述错误的有
A. 可用于高血容量性低钠血症患者
B. 适于急性严重低钠血症的治疗
C. 适于慢性严重低钠血症的治疗
D. 适用于口渴缺水的低钠血症患者
E. 适用于轻、中度低钠血症的治疗

33. 关于甲状腺激素抵抗综合征的临床表现，叙述正确的有
A. 如果垂体和周围组织对甲状腺激素的抵抗是相似的，患者表现为甲状腺功能正常
B. 如果垂体抵抗低于周围抵抗，患者表现为甲状腺功能减退
C. 如果垂体抵抗高于周围抵抗，患者表现为甲状腺功能亢进
D. 临床表现变化多端，可呈甲状腺功能亢进、甲状腺功能减退或非毒性甲状腺肿
E. 常被误诊而采取如甲状腺切除、放射性核素治疗或硫脲类药物治疗等不适当的治疗措施

34. 下列哪些指标对诊断亚急性甲状腺炎有重要意义
A. 颈部疼痛伴甲状腺肿大
B. 血沉明显增快
C. 血 T_3、T_4 升高，甲状腺摄碘率明显降低
D. TgAb 与 TPOAb 常明显升高
E. 甲状腺细针穿刺细胞学检查示多核巨细胞出现

35. 关于多尿的叙述，正确的是
A. 假如禁水试验正常，多尿就是精神性的
B. 对 ADH 有反应的尿崩症是垂体性的
C. 对 ADH 无反应的尿崩症是肾性的
D. 糖尿病性多尿是由于尿糖导致渗透性利尿
E. 原醛症的多尿是因为 AT－Ⅱ浓度降低所致

36. 下列哪些情况可刺激胰岛 β 细胞释放胰岛素
A. 静脉内输入葡萄糖
B. 双胍类降糖药
C. 磺脲类降糖药
D. 糖皮质激素

E. 迷走神经的刺激

37. 下列哪些病变与甲状旁腺功能亢进症有关

A. 肾结石　　B. 迁移性钙化
C. 高钙血症　　D. 纤维囊性骨炎
E. 多发性骨折

38. 儿童发育时期的必需氨基酸是

A. 组氨酸　　B. 精氨酸
C. 缬氨酸　　D. 异亮氨酸
E. 蛋氨酸

39. Cushing 综合征有多种类型，下列说法正确的是

A. 以心衰、卒中、病理性骨折、精神症状或肺部感染为主诉就诊
B. 典型病例表现为向心性肥胖、满月脸、多血质、紫纹等
C. 可表现为周期性或间歇性
D. 重型的主要特征为体重减轻、高血压、水肿、低血钾性碱中毒
E. 早期病例以高血压为主，肥胖，向心性不够明显，全身情况好，尿游离皮质醇水平明显增高

40. 甲状旁腺功能减退症的临床表现为

A. 手足抽搐　　B. 癫痫样发作
C. 低钙血症　　D. 骨代谢紊乱
E. 高磷血症

41. 原发性甲旁亢的心电图表现为

A. 心动过速
B. Q－T 间期缩短
C. 心律失常
D. Q－T 间期延长
E. 心动过缓

42. 可应用于治疗尿崩症的口服药有

A. 卡马西平
B. 氢氯噻嗪
C. 氯磺丙脲
D. 氯贝丁酯（安妥明）
E. 螺内酯（安体舒通）

43. 以下属于嗜铬细胞瘤危象的有

A. 高血压危象
B. 高血压与低血压交替
C. 发作性低血压与休克
D. 慢性全心衰竭
E. 糖尿病酮症酸中毒及低血糖危象

44. 1969 年 Conn 曾提出诊断原醛症的三项标准有

A. 低血钠　　B. 高醛固酮
C. 低肾素　　D. 正常皮质醇
E. 低血钾

45. 低钾血症的泌尿系统表现有

A. 肾功能障碍
B. 浓缩功能减退
C. 多尿
D. 肾小管细胞氨生成减少
E. 肝性脑病

三、共用题干单选题：以叙述一个以单一病人或家庭为中心的临床情景，提出 2～6 个相互独立的问题，问题可随病情的发展逐步增加部分新信息，每个问题只有 1 个正确答案，以考查临床综合能力。答题过程是不可逆的，即进入下一问后不能再返回修改所有前面的答案。

（46～49 共用题干）

女，45 岁。主因“疲乏无力 20 余年，嗜睡 2 日”入院。患者近 20 余年来出现精神弱、疲乏无力，食欲下降，易感冒。平时患者懒言少语，不爱活动。近一周受凉后出现咳嗽，咯白痰，不伴有发热、恶心、呕吐，仅进食少量米汤。无腹痛、腹泻等症状。近两日患者精神差，出现嗜睡，呼之能应。在当地医院测 BP 80/40mmHg，

血 Na^+ 120mmol/L，血 K^+ 4.2mmol/L，胸片示双肺纹理增粗。为进一步诊治收入病房。既往史：15 岁时曾患肺结核，应用异烟肼、利福平等药物治疗（具体疗程不详）。月经婚育史：月经 13 岁初潮，20 岁结婚，G_3P_3，第三次分娩时出现大出血（出血量不详），无昏迷，输血补液治疗后好转，产后无乳，月经未恢复。家族史：父亲患肺癌去世。查体：T 35.5℃，P 60 次/分，BP 85/40mmHg，Ht 155cm，Wt 55kg，平车入室，嗜睡，呼之能应，皮肤苍白，掌纹等处无明显色素沉着，眉毛稀疏，甲状腺不大，心律齐，心音较低钝，双肺呼吸音粗，肺底可闻及湿啰音，腹部查体（-），阴毛Ⅰ期，双下肢压凹性水肿（-）。LAB：血常规 WBC 5.6×10^9/L，N 61.2%，Hb 95g/L，血生化：Na^+ 115mmol/L，K^+ 4.2mmol/L，Glu 3.8mmol/L，UA 68μmol/L，TC 2.81 mmol/L，肝肾功能正常。

46. 该患者最可能的主要诊断是
    A. 垂体危象
    B. 肾上腺危象
    C. 原发性肾上腺皮质功能减退
    D. 继发性肾上腺皮质功能减退
    E. 抗利尿激素不适当分泌综合征
    F. 甲状腺功能减退危象

47. 该患者不需立即接受的治疗是
    A. 静脉输注葡萄糖液体
    B. 静脉糖皮质激素的治疗
    C. 抗感染治疗
    D. 左甲状腺素补充治疗
    E. 保温支持治疗
    F. 监测生命体征

48. 此类患者常常出现下列激素的分泌减少，除了
    A. 抗利尿激素
    B. 催乳素
    C. 生长激素
    D. 促甲状腺激素
    E. 促性腺激素
    F. 促肾上腺皮质激素

49. 垂体危象的常见诱因不包括
    A. 感染
    B. 镇静安眠类药物
    C. 过度劳累
    D. 停服垂体激素等药物
    E. 饮水过多
    F. 严重外伤

（50～52 共用题干）

男，62 岁，因“左睾丸增大伴乳房肿大 1 个月”来诊。查体：双侧乳房肿大，可触及直径约 3 cm 的圆盘状组织，边界清楚，无压痛；左睾丸肿大，体积 5 cm×4 cm×4 cm，有触痛。

50. 该患者应首先考虑为
    A. 特发性男子乳房发育
    B. 老年期生理性乳房发育
    C. 睾丸肿瘤引起的男子乳房发育
    D. 药物性男子乳房发育
    E. 肝源性男子乳房发育

51. 为明确诊断需要进行的检查不包括
    A. 超声心动图
    B. HCG 测定
    C. LH、FSH、T 和 E_2 的测定
    D. 睾丸 B 超
    E. 乳腺 B 超

52. 治疗首选
    A. 观察随诊
    B. 他莫西芬
    C. 手术切除睾丸肿瘤
    D. 放射治疗
    E. 克罗米芬

(53～56 共用题干)

女，53 岁，因“肥胖多年，口干 5 个月”来诊。实验室检查：尿糖（+）；空腹血糖 7.9 mmol/L，餐后 2 h 血糖 12.4 mmol/L。

53. 患者可诊断为
    A. 1 型糖尿病
    B. 2 型糖尿病
    C. 空腹血糖调节受损
    D. 类固醇性糖尿病
    E. 糖耐量异常

54. 首选降糖方案为
    A. 磺脲类降糖药
    B. 注射胰岛素
    C. 饮食和运动＋双胍类降糖药
    D. 饮食控制
    E. 吡咯列酮

55. 以下生化指标中，达到糖尿病临床控制目标的是
    A. 空腹血糖＜4.3 mmol/L，餐后 2 小时血糖＜7.2 mmol/L，糖化血红蛋白＜4.0%
    B. 空腹血糖＜6.1 mmol/L，餐后 2 小时血糖＜8.0 mmol/L，糖化血红蛋白＜6.5%
    C. 空腹血糖＜7.2 mmol/L，餐后 2 小时血糖＜8.3 mmol/L，糖化血红蛋白＜6.8%
    D. 空腹血糖＜7.8 mmol/L，餐后 2 小时血糖＜8.3 mmol/L，糖化血红蛋白＜8.0%
    E. 空腹血糖＜8.3 mmol/L，餐后 2 小时血糖＜10.0 mmol/L，糖化血红蛋白＜10.0%

56. 若该患者同时患有高血压，其血压控制目标为
    A. ≤140/90 mmHg
    B. ≤100/60 mmHg
    C. ≤120/70 mmHg
    D. ≤110/60 mmHg
    E. ≤130/80 mmHg

(57～59 共用题干)

女，25 岁，因“消瘦、乏力、心悸、胃纳亢进 4 月余”来诊。怀疑甲状腺功能亢进。近 2 年口服避孕药避孕。

57. 下列对诊断最有意义的体征诊断是
    A. 双手震颤
    B. 心动过速
    C. 双眼裂增宽
    D. 体温 37.5 ℃
    E. 甲状腺Ⅱ度肿大，上、下级可闻及血管杂音

58. 对此患者来说，最有意义的实验室检查是
    A. FT_3、FT_4、TSH 测定
    B. TT_3、TT_4、TSH 测定
    C. 甲状腺吸碘率测定
    D. TgAb、TPOAb 测定
    E. TRAb 测定

59. 如果确诊甲状腺功能亢进，规则服用他巴唑治疗 1.5 年后准备停药，以下叙述正确的是
    A. 甲状腺摄^{131}I 率测定正常即可停药
    B. 疗程达 1.5 年即可停药
    C. 应认真评估后再决定是否停药
    D. 停药后是否复发与甲状腺大小无关
    E. TRAb 是否阴性与复发无关

(60～62 共用题干)

患者社会性别为女性，19 岁，因“无月经来潮，发作性头晕、乏力 1 年”来诊。查体：BP 170/100mmHg；身高 169cm；甲状腺不大，乳房未发育；HR 80 次/分，心前区可闻及 2/6 收缩期杂音；未见阴毛，女性外阴，双侧腹股沟可扪及 4 cm×5 cm 包块，可移动，轻压痛。

60. 最可能的诊断是
A. 原发性高血压
B. 疝
C. 肾素瘤
D. 原发性醛固酮增多症
E. 17-α-羟化酶缺乏症

61. 不需要做的检查是
A. 血浆促肾上腺皮质激素（ACTH）测定
B. 岩下窦取血测定 ACTH
C. 染色体核型分析
D. 盆腔超声
E. 肾上腺 CT

62. 治疗可用
A. 呋塞米
B. 螺内酯
C. 地塞米松
D. 地高辛
E. 甲巯咪唑

（63～65 共用题干）

女性，40 岁，半年来反复出现餐前心悸，进餐后缓解。

63. 初步诊断
A. 肝硬化
B. 胰岛素瘤
C. 糖原累积病
D. 腺垂体功能减退症
E. 早期 2 型糖尿病

64. 糖尿病时血糖升高的机制有
A. 组织对葡萄糖的利用增加
B. 胃肠道对葡萄糖吸收增加
C. 糖原分解代谢加速
D. 糖原合成增加
E. 外周组织摄取葡萄糖增加

65. 下述不是正常人对血糖下降反应的是
A. 升糖激素分泌增加
B. 糖原合成增加
C. 胰岛素分泌减少或完全抑制
D. 下丘脑－肾上腺素能神经兴奋反应
E. 认知障碍

四、案例分析题：每道案例分析题3～12问。每问的备选答案至少6个，最多12个，正确答案的个数不定。考生每选对一个正确答案给1个得分点，选错一个扣1个得分点，直至扣至本问得分为0，即不含得负分。案例分析题的答题过程是不可逆的，即进入下一问后不能再返回修改所有前面的答案。

（66～69 共用题干）

女，13 岁。1 年前在精神紧张后反复出现颜面部、双上肢麻木，无抽搐等，可自行缓解。1 个月前精神紧张后出现双上肢抽搐，自诉双手呈“鸡爪样”，双下肢僵直，但意识清楚。当地医院查血钙低，头颅 CT 未见异常，静脉注射葡萄糖酸钙后症状迅速缓解。此后服用葡萄糖酸钙和鱼肝油治疗，但反复出现面部及双上肢麻木。

66. 为诊断考虑，体检的重点考虑应在于
A. 低钙束臂征和面神经叩击征
B. 眼部检查
C. 肢体特殊体型
D. 皮肤色素沉着、念珠菌感染
E. 性征发育状况
F. 神经系统检查

67. 检查发现血钙 1.95mmol/L，血磷 2.42mmol/L，ALP 203U/L，PTH 2.3pmol/L，动脉血气 pH 7.443，PaO_2 98mmHg，$PaCO_2$ 38mmHg，HCO_3^- 24.4mmol/L，BE －2.3mmol/L。1，25－$(OH)_2D_3$ 升高，$25(OH)D_3$ 正常。甲状腺彩超发现甲状腺增大并回声不均匀。根据以上结果，下列说法正确的是
A. 可初步诊断为原发性甲状旁腺功能

减退症

B. ALP 升高是甲旁减的结果

C. 患者存在维生素 D 缺乏

D. 患者血磷升高是甲旁减的作用

E. 服用钙剂和鱼肝油效果不佳可能是由于服用量不足导致

F. 甲状腺增大首先考虑桥本病

68. 诊疗过程中其他应考虑的导致低钙的情况应包括

A. 维生素 D 缺乏

B. 假性甲旁减

C. 低镁血症

D. 低碱性磷酸酶血症

E. 慢性肾衰竭

F. 继发性甲旁亢

69. 关于患者的诊断和治疗（提示：进一步检查发现风湿免疫全套阴性，甲状腺功能、肾上腺皮质功能、血糖均正常，肝肾功能正常。患者入院前已有月经初潮。）说法正确的是

A. 可诊断为特发性甲状旁腺功能减退

B. 治疗过程中应随访有无软组织钙化

C. 治疗上只能采用活性维生素 D 制剂

D. 患者治疗过程中应着重监测血磷和 ALP

E. 长期坚持维生素 D 和钙剂的治疗是本病的基础方法

F. 治疗过程中要防止尿钙过高和肾结石形成

（70 ~ 75 共用题干）

女，7 岁。乳腺进行性发育 18 个月，不规则阴道流血 1 年（共 4 次），阴毛生长、身材生长 6 个月。查体：生命体征正常，身高 125.2cm，体重 26kg，乳腺发育为 TannerⅣ期，骨骼无畸形，皮肤未见咖啡斑（Cafe – au – lait – spot），腹软，无压痛，未扪及包块及查见腹水；阴毛发育 TannerⅢ期，外生殖器未见异常，无女性男性化的特征。

70. 导致该患儿性早熟不能排除的原因有哪些

A. 幼时患脑膜炎

B. 幼时可能经受颅脑照射

C. 先天性肾上腺皮质增生症

D. 下丘脑或鞍区肿瘤

E. 原发性甲状腺功能减退症

F. 卵巢肿瘤

G. 服用含有雌激素活性的药物或食品

H. 功能性卵巢滤泡囊肿

I. McCune – Albright 综合征

71. 为了明确患儿的诊断，需要进行哪些检查（提示：患儿无脑膜炎、头颅照射、头颅外伤、头痛、呕吐、癫痫发作以及含雌激素的药物摄入史。）

A. 甲状腺功能及 TSH 测定

B. LH、FSH 以及 E_2

C. β – HCG、CEA、AFP 等肿瘤标志物

D. 促性腺激素释放激素（GnRH）激发试验

E. 骨龄测定

F. 17 – OHP、T 以及 DHEAS

G. 血浆胰岛素水平

72. 该患儿最有可能的诊断是（提示：患儿甲状腺功能、TSH 水平正常；LH 与 FSH 水平均 <0.1U/L，E_2 132.8pg/ml；β – HCG、CEA、AFP 肿瘤标志物阴性；促性腺激素释放激素（GnRH）激发试验提示激发峰值 LH 为 1.80U/L；血清 E_2 水平为 414pg/ml（正常参考值 <20pg/ml）；17 – OHP 0.89nmol/L（正常值 1.09 ~ 7.11nmol/L），血清 T 0.19ng/ml，DHEAS 17.9μg/dl（参考值 2 ~ 43μg/dl）。）

A. 中枢性性早熟

B. 外周性性早熟
C. 先天性肾上腺皮质增生症
D. 分泌雌激素的肿瘤导致的外周性性早熟
E. 外源性雌激素摄入
F. 分泌雄激素的肿瘤导致的外周性性早熟

73. 该患儿下一步最迫切需要进行的检查是
A. 盆腔超声检查卵巢与子宫情况
B. 下丘脑或鞍区 CT 或 MRI 检查
C. 甲状腺超声
D. 乳腺超声检查
E. 肾上腺 CT 或 MRI 检查
F. PET - CT 检查

74. 该患儿下一步的治疗方案是（提示：盆腔超声检查提示右附件存在边界明确的不均匀实性包块，大小为 6cm × 7cm × 9cm，左卵巢正常；子宫大小为 6cm × 2cm × 2cm，前倾位，子宫内膜厚度为 3.4mm。）
A. 择期行右卵巢包块手术
B. GnRH 类似物注射治疗
C. 外源性糖皮质激素治疗
D. 乳腺外科整形治疗
E. 卵巢肿瘤化疗
F. 卵巢肿瘤放射治疗

75. 该患儿术后应该随访哪些指标（提示：经过择期外科治疗，术中发现右侧卵巢肿大伴蒂扭转，行右侧输卵管 - 卵巢切除术。切除的肿瘤包膜完整，重 450g，大小 10cm × 8cm × 5cm，左侧卵巢正常。术后 2 天患儿阴道流血停止。）
A. 乳腺生长情况
B. 阴道流血情况
C. 血清 E_2 水平
D. 血清 LH、FSH 以及 E_2 水平
E. T 以及 DHEAS 水平
F. 骨龄测定
G. 促性腺激素释放激素（GnRH）激发试验

（76 ~ 81 共用题干）

女，28 岁。已婚，平素月经规律，月经初潮 14 岁，4 ~ 6 天/30 天。2 个月前闭经，近一个月心悸、多汗、易饥、失眠，自感恶心、呕吐、厌食。既往体健，无结核或肝炎病史，家族中无精神病或高血压患者。查体：轻度突眼，甲状腺Ⅱ度肿大，质软，无震颤，未闻及血管杂音。心、肺、腹检查无异常。

76. 为明确诊断，针对此病人应完善下列哪些检查
A. FT_3、FT_4
B. 甲状腺摄碘率
C. TT_3、TT_4
D. 甲状腺 CT 检查
E. T_3 抑制试验
F. 尿妊娠试验
G. TSAb
H. 甲状腺放射性核素扫描

77. 下列哪些指标可用于鉴别妊娠期 HCG 相关性甲亢和 Graves 病
A. FT_3、FT_4
B. 甲状腺 B 超
C. TT_3、TT_4
D. 甲状腺细针穿刺病理检查
E. TSAb
F. 甲状腺放射性核素扫描

78. 该病人治疗应注意哪些事项
A. 先用 PTU 抗甲状腺治疗，孕中、晚期换用甲巯咪唑
B. 先用甲巯咪唑抗甲状腺治疗，孕中、晚期换用 PTU

C. 抗甲状腺药量稍大，维持血清 FT_4 在稍低于正常水平

D. 抗甲状腺药量尽可能减小，维持血清 FT_4 在正常值的上 1/3 范围

E. 抗甲状腺药物量及甲状腺功能维持均与正常人相似

F. β受体阻断剂可引起自发性流产、宫内发育迟缓、产程延长、新生儿心动过缓，应避免使用

G. β受体阻断剂可与 ATD 合并使用，用于甲状腺切除术前准备控制心率在 70 ~ 90 次/分之间，手术后尽快停药

H. 禁止使用 ^{131}I 治疗

79. 对患有 Graves 病的妊娠女性，有关 TRAb 的描述哪些正确

A. 可作为预测胎儿或新生儿甲亢的危险因素

B. 通常抗体滴度在大约妊娠 12 周时开始降低

C. 测定血清 TRAb 对发现高危妊娠很有帮助

D. 妊娠期间母亲如果是活动性 Graves 病患者，需要测定 TRAb

E. 妊娠期间母亲如果行甲状腺切除术治疗甲亢，则不需要测定 TRAb

F. 如果患者既往或目前有 Graves 病，应在妊娠 20 ~ 24 周时进行母体血清 TRAb 测定

80. 妊娠期间患有 Graves 病的女性，如果胎儿存在甲亢，超声检查可发现哪些异常

A. 胎儿心动过速（心率 > 170 次/分，持续 10 分钟以上）

B. 宫内发育迟缓

C. 存在胎儿甲状腺肿（最早的胎儿甲状腺功能障碍的超声征象）

D. 骨成熟过快

E. 有脑积水征象

F. 胎儿水肿

81. 有关哺乳期 Graves 病的治疗，下列哪些说法是正确的

A. 哺乳期间适量的应用抗甲状腺药是安全的，可以使用

B. 哺乳期间应绝对避免使用抗甲状腺药物

C. 对服用抗甲状腺药者所母乳喂养的婴儿进行甲功筛查

D. 抗甲状腺药应该在哺乳后服用

E. 哺乳期间抗甲状腺药最好在每次哺乳前服

F. 哺乳期间使用 MMI 20mg/d 对胎儿甲状腺功能没有明显影响

（82 ~ 85 共用题干）

女，27 岁。现妊娠 8 周，母亲患有甲状腺功能减退症，查体：甲状腺不大，心肺腹部查体无异常。甲状腺功能及甲状腺自身抗体结果如下：FT_4 14.9pmol/L（正常值参考范围：10.3 ~ 24pmol/L），FT_3 4.5pmol/L（正常值参考范围：2.3 ~ 6.3pmol/L），TSH 8.64mIU/L（正常值参考范围：0.3 ~ 4.8mIU/L），TPOAb > 1000IU/ml（正常值参考范围：< 50IU/ml）。

82. 该患者诊断考虑

A. 自身免疫性甲状腺疾病

B. 甲状腺功能亢进症

C. 甲状腺功能减退症

D. 亚临床甲状腺功能亢进症

E. 亚临床甲状腺功能减退症

F. 甲状腺激素抵抗综合征

G. 亚急性甲状腺炎

83. 对于该患者的治疗，描述正确的是

A. 不需要治疗，2 ~ 4 周后复查甲功

B. 应予 L－T_4 治疗

C. 应用免疫调节剂治疗，2～4周后复查甲功
D. 单纯低碘饮食即可，暂不需要干预
E. 应用甲巯咪唑治疗
F. 加用糖皮质激素口服降低抗体水平

84. 该患者如果不及时治疗，可能会引起哪些危害
A. 可能导致流产
B. 有可能造成死胎
C. 对后代基本没有影响
D. 可能造成后代智力发育损伤
E. 可能会引起新生儿甲亢
F. 可能会诱发妊娠糖尿病

85. 依照2012年中国《妊娠和产后甲状腺疾病诊治指南》，该患者治疗后TSH控制的目标是
A. 妊娠早期0.1～2.5mIU/L
B. 妊娠中期0.1～2.5mIU/L
C. 妊娠晚期0.1～2.5mIU/L
D. 妊娠早期0.3～3.0mIU/L
E. 妊娠中期0.3～3.0mIU/L
F. 妊娠晚期0.3～3.0mIU/L
G. 妊娠早期0.2～3.0mIU/L
H. 妊娠中期0.2～3.0mIU/L
I. 妊娠晚期0.2～3.0mIU/L

（86～89共用题干）

女，19岁。因“体重增加5年”就诊。患者近5年前无明显诱因开始出现体重增加，体重增加约15kg，伴颜面及胸背部多毛。既往否认特殊病史。查体：BP 125/80mmHg，身高159cm，体重85kg，超力体型，颜面及胸背多毛，双肺呼吸音清，未及明显干湿啰音。HR 90次/分，律齐，各瓣膜听诊区未及明显病理性杂音，腹部膨隆，无压痛、反跳痛，双下肢无水肿。

86. 此患者需要考虑的诊断为
A. 单纯性肥胖
B. 肝硬化失代偿期并腹腔积液
C. 先天性肾上腺皮质增生症
D. 妊娠
E. Cushing综合征
F. 多囊卵巢综合征
G. 特发性多毛症

87. 此时需要考虑的诊断为（提示：经追问病史，患者诉自青春期以来，无规律月经周期，且经量较少，经期2～3天。）
A. 单纯性肥胖
B. 肝硬化失代偿期并腹腔积液
C. 先天性肾上腺皮质增生症
D. 妊娠
E. Cushing综合征
F. 多囊卵巢综合征
G. 特发性多毛症

88. 为明确诊断及鉴别诊断，需要进一步进行的辅助检查为（提示：查血清睾酮轻度升高。）
A. 血清催乳素
B. 甲状腺激素
C. HbAlc
D. 血浆皮质醇
E. LH及FSH
F. 血浆醛固酮
G. 生长激素
H. 肾上腺CT
I. 垂体MRI
J. 硫酸脱氢表雄酮
K. 17－羟孕酮

89. 该患者主要治疗措施包括（提示：若妇科B超示多囊卵巢，LH轻度升高，FSH降低。余辅助检查未见明显异常。）
A. 可选二甲双胍治疗
B. 可选糖皮质激素治疗
C. 可选炔雌醇环丙孕酮治疗
D. 可选溴隐亭、赛庚啶治疗
E. 可选血管紧张素转化酶抑制剂治疗
F. 可选用螺内酯治疗

(90~92 共用题干)

女性，50 岁，高血压病史 25 年，3 年来间断发作四肢无力，1 个月前发作时患者不能自行起床，院外测血钾 2.8mmol/L，入院后查血钾 3.0mmol/L，24 小时尿钾 40mmol/L，BP 160/90mmHg。

90. 为明确诊断应进一步做下列哪项检查
   A. 肾上腺 CT
   B. 卧立位试验
   C. 24 小时皮质醇
   D. 胰升糖素激发试验
   E. 血气分析
   F. 血浆醛固酮水平测定

91. 患者卧立位试验显示低肾素，高醛固酮，且立位醛固酮低于卧位醛固酮，则患者考虑为
   A. 特醛症　　B. 醛固酮瘤
   C. Liddle 综合征　　D. 肾素瘤
   E. 肾动脉狭窄　　F. 皮质醇增多症

92. 治疗首选
   A. 安体舒通
   B. 补钾 + ACEI 类降压药
   C. 补钾 + 钙离子阻滞药
   D. 手术
   E. 阿米洛利
   F. 氨鲁米特

(93~96 共用题干)

女，16 岁。因胸闷乏力 1 周，呕吐 2 天入院，病初 2 天曾发热、咽痛，入院前 1 周明显胸闷、乏力、纳差，2 日来非喷射性呕吐 5~8 次，为少量胃内容物。3 岁起有间断手足搐搦史，曾口服钙剂治疗。平素体弱，易感疲乏，喜食泡菜，喜饮水，尿偏多。智力正常。父母非近亲婚配，体健。无遗传病家族史。体检：精神萎靡，血压正常，心率 70 次/分，心律不齐，可闻及 6~8 个早搏/分，心音低顿，无杂音。

93. 下一步需做什么检查
   A. 血常规
   B. 钾、钠、氯、钙、镁等电解质水平
   C. 心电图
   D. 动脉血气分析
   E. 心肌酶谱
   F. 超声心动图

94. 为明确诊断，下一步需要做的检查有(提示：检查结果显示患者血钾 2.8mmol/L，氯 91.3mmol/L，心肌酶谱大致正常。心电图：频发室早，$V_{3\sim5}$ T 波倒置，Ⅰ、Ⅱ、$V_{3\sim5}$ ST 段下移≥1mm。超声心动图：心腔大小正常，左室收缩功能减退，左室射血分数 42%。初诊急性病毒性心肌炎，给予营养心肌、纠正电解质紊乱、纠正心律失常、糖皮质激素等治疗，患者精神好转，食欲恢复，室性早搏明显减少，尿量 1500~2500ml/24h，但入院后间断出现手足搐搦，查血钾 2.9mmol/L，血钙 0.86mmol/L，给予充分补钾、补钙等治疗后，患者血钙恢复正常，血钾波动在 2.9~3.4mmol/L。)
   A. 24 小时尿钾
   B. 动脉血气分析
   C. 血清皮质醇
   D. 尿 Ca/Cr
   E. 双肾上腺 B 超
   F. 大剂量地塞米松抑制试验
   G. 甲状旁腺激素
   H. 24 小时尿游离儿茶酚胺
   I. 卧立位试验

95. 最终该患者诊断为 Bartter 综合征，那么该患者可出现以下哪几项检查结果
   A. 24 小时尿钾 90mmol (当日血钾 3.2mmol/L)
   B. 血清皮质醇节律正常

C. 血镁低下
D. 低肾素、高醛固酮血症
E. 双肾上腺 B 超正常
F. 尿 Ca/Cr 为 0.9
G. 动脉血气分析提示低氯性代谢性酸中毒
H. 高肾素、高醛固酮血症

96. 能够鉴别 Bartter 综合征与 Gitelman 综合征的检查有
A. 卧立位试验　B. 动脉血气分析
C. 尿 Ca/Cr　D. 血镁水平
E. 肾脏 CT　F. 皮质醇节律

（97～100 共用题干）

女性，26 岁。1 型糖尿病 7 年，胰岛素治疗，血糖控制满意，现妊娠 32 周。

97. 为了保证血糖稳定，下列做法合理的是
A. 为了避免胎儿低血糖，应减少胰岛素用量
B. 妊娠期对胰岛素敏感性降低，应适当增加胰岛素用量
C. 可增加运动量，胰岛素剂量保持不变
D. 为了避免胎儿过大，应减少糖类摄入同时减少胰岛素用量
E. 胎盘激素增加了胰岛素的敏感性，因此减少胰岛素用量
F. 血糖不达标时，应及时用量使用胰岛素进一步控制血糖

98. 有关妊娠期糖尿病说法正确的是
A. 糖尿病可增加孕妇及胎儿的危险性
B. 病情与病程呈正比
C. 孕妇年龄越大，病情越严重
D. 妊娠可加重糖尿病的严重水平
E. 产后糖尿病的症状会自行恢复，无须处理
F. 与先兆子痫、剖宫产及肩难产等母婴并发病有关

99. 妊娠期糖尿病与非妊娠期糖尿病的相同点是
A. 药物治疗　B. 预后
C. 危险性　D. 病因
E. 饮食治疗原则
F. 血糖控制方法及标准

100. 必须使用胰岛素治疗的患者为
A. 糖尿病患者妊娠或分娩
B. 糖尿病合并肺结核
C. 糖尿病合并心肌梗死
D. 糖尿病患者手术前后
E. 磺脲类药物继发性治疗失效
F. 全胰切除后继发性糖尿病

高级卫生专业技术资格考试用书

内分泌科学全真模拟试卷与解析

（副主任医师/主任医师）

答案解析

英腾教育高级职称教研组　编写

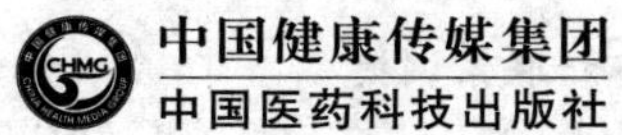
中国健康传媒集团
中国医药科技出版社

内容提要

根据人力资源和社会保障部、卫健委《关于深化卫生事业单位人事制度改革的实施意见》和《加强卫生专业技术职务评聘工作的通知》，高级卫生专业技术资格采取考试和评审结合的办法取得。本书是“高级卫生专业技术资格考试用书”系列之一，紧扣高级卫生专业技术资格考试前沿与新版考纲，包括两个分册：“全真模拟试卷”包含题型说明与6套高度仿真模拟试卷，其所设题目数量、题型比例分配、难易程度、考核知识点构架均严格模拟真题；“答案解析”为6套模拟试卷的全解析版，有助于考生及时检验复习效果，有的放矢地归纳、梳理并记忆考试重点、难点与易错点，主要适用于参加卫生专业技术资格高级职称考试（副高、正高）评审申报人员在最后阶段冲刺备考，高分通过考核。

图书在版编目（CIP）数据

内分泌科学全真模拟试卷与解析/英腾教育高级职称教研组编写．—北京：中国医药科技出版社，2022.12

高级卫生专业技术资格考试用书

ISBN 978-7-5214-3489-7

Ⅰ.①内…　Ⅱ.①英…　Ⅲ.①内分泌病-资格考试-题解　Ⅳ.①R58-44

中国版本图书馆CIP数据核字（2022）第203371号

美术编辑　陈君杞
责任编辑　高一鹭　张欢润
版式设计　友全图文

出版　**中国健康传媒集团**｜中国医药科技出版社
地址　北京市海淀区文慧园北路甲22号
邮编　100082
电话　发行：010-62227427　邮购：010-62236938
网址　www.cmstp.com
规格　787×1092 mm $^{1}/_{16}$
印张　10
字数　208千字
版次　2022年12月第1版
印次　2022年12月第1次印刷
印刷　北京紫瑞利印刷有限公司
经销　全国各地新华书店
书号　ISBN 978-7-5214-3489-7
定价　48.00元

获取新书信息、投稿、为图书纠错，请扫码联系我们。

目录

全真模拟试卷（一）答案解析

一、单选题

1. D 因甘油三酯水合密度很低，所以含甘油三酯越多的脂质密度越低，如乳糜微粒因为主要成分是甘油三酯，它是密度最小的脂蛋白。同理磷脂脂蛋白含甘油三酯越多，密度越低；含甘油三酯越少，密度越高。

2. B 各种胰岛素制剂均含有一定量的杂质，故有抗原性，牛胰岛素的抗原性最强，其次为猪胰岛素，人胰岛素最弱。

3. E 该病例考虑乳酸性酸中毒，其主要病因为无机酸排泄减少或有机酸生成过多。

4. A 甲减的替代疗法初始用小剂量，逐渐增加至足量，以避免加重冠心病。

5. E 肽类激素由多肽组成。经基因转录、翻译成为肽类激素前体，经裂解或加工形成具有活性的物质而发挥作用。甲状旁腺素、胰岛素都是肽类激素。

6. E 有典型甲亢症状，有严重心律失常，表现为心房颤动，可诊断甲亢性心脏病。

7. D 复方碘剂用于甲亢术前准备及甲状腺危象。

8. D 下丘脑激素包括促性腺激素释放激素、生长激素释放激素、生长抑素、促肾上腺皮质激素释放激素、促甲状腺激素释放激素、促黑素细胞激素释放因子、催乳素释放抑制因子、抗利尿激素和催产素等等。

9. B 四肢远端进行性对称性无力是吉兰－巴雷综合征（急性炎性脱髓鞘性多发性神经根神经病）的首发症状，可以合并双侧周围性面瘫，病情严重时累及呼吸肌和影响吞咽功能，部分患者会出现尿便障碍。

10. B 胰岛素与受体结合后细胞内的特征性变化是受体 β 亚单位上酪氨酸磷酸化。

11. B 该病典型表现为高代谢症候群、甲状腺肿及胫前黏液性水肿、眼征。

12. A 糖尿病酮症酸中毒患者采用小剂量胰岛素治疗。有方案简便、有效、安全，较少引起脑水肿、低血糖、低血钾等优点。

13. A 正常成年人垂体重量为0.5～1g。

14. D 甲状旁腺功能减退症是因为甲状旁腺素分泌过少和（或）效应不足而导致的一组临床综合征，低血钙和高血磷是甲旁减的临床生化特征。

15. C 完全性中枢性尿崩症（渗透压单位 mmol/L）是禁水前尿渗透压150；禁水后尿渗透压200；注射5U 加压素后尿渗透压600。

16. C MRI 检查示：蝶鞍上方可见增大的不规则肿块，蝶鞍扩大、破坏，肿块向鞍外延伸，增强扫描呈不均匀强化。根据放射检查结果，考虑为垂体腺瘤囊变。

17. C 激素按照其化学本质主要分为五大类：肽及蛋白质激素（多数为下丘脑、垂体激素，甲状旁腺激素，胰岛素等）；类固醇激素（皮质醇，醛固酮，雄激素，雌孕激素等）；胺类及氨基酸衍生物激素（甲状腺激素，肾上腺髓质激素）；固醇类激素（维生素 D_3 衍生物）；脂肪酸衍生物（前列腺素）。

18. A MEN - 1 又称 Wermer 综合征，以甲状旁腺、胰腺及垂体的内分泌肿瘤为特征。

19. E 肿瘤压迫动眼、滑车、三叉、外展神经时，临床上表现为复视、斜视、眼球活动失灵、眼睑下垂、瞳孔散大或对光反射迟钝，一般在垂体卒中患者中可见到；压迫视交叉则可导致双眼颞侧偏盲、单眼颞侧半盲或全盲。

20. B 糖尿病肾病的病理改变有三种：①结节性肾小球硬化型，有高度特异性；②弥漫性肾小球硬化型，最常见，对肾功能影响最大，但特异性较低；③渗出性病变，特异性不高。

21. D 嗜铬细胞瘤高血压危象是指嗜铬细胞瘤患者高低血压反复发作，甚至出现低血压休克，故可表现为全身大汗、四肢厥冷、神志不清，甚至出现脑出血、心梗，出现高血糖。

22. B 原发性醛固酮增多症是由于肾上腺皮质病变引起醛固酮分泌增多，导致潴钠排钾体液容量扩增，肾素 - 血管紧张素系统受抑制，表现为高血压和低血钾的临床综合征。根据血浆醛固酮和肾素活性比值进一步诊断和鉴别诊断。

23. C 地塞米松试验通过地塞米松对垂体、下丘脑分泌的促肾上腺皮质激素和促肾上腺皮质激素释放激素的抑制作用，及由此引起肾上腺皮质激素分泌减少的程度，来了解下丘脑 - 垂体 - 肾上腺轴功能是否高于正常，其可能的病变在哪个器官。①小剂量地塞米松抑制试验临床意义：如血皮质醇、尿游离皮质醇不被抑制，提示存在皮质醇增多症。②大剂量地塞米松抑制试验临床意义：用于鉴别库欣综合征的病因。因肾上腺皮质肿瘤引起的高皮质醇血症已在很大程度上抑制了垂体促肾上腺皮质激素的分泌，再给予外源性糖皮质激素，也不会对促肾上腺皮质激素分泌有多大影响，血、尿皮质醇亦变化不大。而大剂量地塞米松对垂体病变引起的库欣病会有一定抑制作用，使垂体促肾上腺皮质激素分泌减少，皮质醇分泌也相应减少，抑制率多能达到 >50%。异位 ACTH 综合征患者血浆 ACTH 水平较垂体肿瘤高，同时由于其垂体 ACTH 分泌受到抑制，由垂体外肿瘤产生的 ACTH 一般不被大剂量地塞米松抑制。

24. E 原发性肾上腺皮质功能减退症，病变发生在肾上腺，由于肾上腺皮质激素分泌不足会反馈性促进促肾上腺皮质激素（ACTH）分泌增多。ACTH、黑色素细胞刺激素（MSH）来自一个共同的前体物促阿片 - 黑素细胞皮质素（POMC），ACTH 结构中含有 MSH，当 ACTH 分泌增多时对皮肤和黏膜黑色素细胞刺激增强，色素加深。而继发性肾上腺皮质功能减退症，病变发生在下丘脑和垂体通常表现为 ACTH 分泌减少。

25. E 骨质疏松症（osteoporosis，OP）是一种以骨量减少、骨组织微结构（microarchitecture）破坏、骨脆性增加和易于骨折为特征的代谢性骨病。OP 的危险因素（risk factors）包括不可控制因素和可控制因素两个方面。不可控制因素主要包括人种（白种人和黄种人患 OP 的危险高于黑人）、老龄、女性绝经、母系家族史等，可控制因素包括低体重、性激素缺乏、吸烟、过度饮酒、体力活动不足、钙和维生素 D（VD）缺乏及药物。

二、多选题

26. ABCDE 胰岛素治疗是控制高血糖的重要手段。1 型糖尿病患者需依赖胰岛素维持生命，2 型糖尿病患者虽然不需要胰岛素来维持生命，但患者出现下列情况仍需要使用胰岛素控制高血糖：①经生活方式改变及口服降血糖药治疗未获得良好控制或口服降糖药失效；②急性代谢紊乱，如糖尿病酮症酸中毒、高渗性高血糖状态和乳酸性酸中毒；③合并重度感染、消耗性疾病、视网膜病变、肾病、神经病变、急性心肌梗死、脑卒中；④因存在伴发病需外科治疗的围手术期；⑤妊娠和分娩。

27. ACD 异位 ACTH 分泌瘤的细胞类型主要是 APUD 细胞，即神经内分泌细胞，来源于胚胎外胚层神经嵴。APUD 肿瘤可分泌一种或几种肽类激素，如 ACTH、胰岛素、降钙素、血管加压素、胃泌素、胰高血糖素和胰泌素等。APUD 细胞分布于全身各部位，以脑和胃肠道最多，肺、胰、胆道、咽喉、鼻、唾液腺，泌尿、生殖道以及皮肤等部位均有很多的神经内分泌细胞存在。

28. ACE 据估计，约 50% 以上腺垂体组织破坏后开始出现临床症状，75% 破坏时才有明显临床症状。本病临床表现是皮肤色素减退。

29. ABCD 糖尿病微血管病变主要表现在视网膜、肾、神经、心肌组织，其中尤以糖尿病肾病和视网膜病为重要。

30. ABCDE 成人甲减的主要病因：①自身免疫损伤：最常见的原因是自身免疫性甲状腺炎，包括桥本甲状腺炎、萎缩性甲状腺炎、产后甲状腺炎等。②甲状腺破坏：包括手术、^{131}I 治疗。甲状腺次全切除、^{131}I 治疗 Graves 病时 10 年的甲减累积发生率分别为 40%、40% ~70%。③碘过量：碘过量可引起具有潜在性甲状腺疾病者发生甲减，也可诱发和加重自身免疫性甲状腺炎。含碘药物胺碘酮诱发甲减的发生率是 5% ~22%。④抗甲状腺药物：如锂盐、硫脲类、咪唑类等。

31. ABCDE 黏液性水肿昏迷是甲状腺功能减退症的一种严重并发症，是由于严重、持续的甲减进一步恶化所致，多见于老年患者，常有感染等诱因，临床表现为嗜睡、精神异常、昏迷、皮肤苍白、低体温、心动过缓、呼衰、心衰等。治疗方面包括去除诱因、补充甲状腺素、保温、保持呼吸通畅，静滴氢化可的松，有低血压和严重贫血者应输注全血。

32. BDE 原发性甲旁亢的发病率随年龄增长而增加，多见于中年人，儿童及青少年少见，成年患者中以女性居多，男女之比为 1∶(2 ~4)。大部分原发性甲旁亢为散发性内分泌科疾病，少数为家族性或综合征性，在 MEN－1 中，PHPT 是最常见的内分泌腺体功能异常疾病。其病理类型主要包括腺瘤、增生和腺癌 3 种，其中最常见的为腺瘤，近期国内文献报道占 78% ~92%，大多单个腺体受累。

33. AE 双胍类药物并不直接刺激胰岛 β 细胞分泌胰岛素，其主要药理作用是通过抑制糖原异生和糖原分解，减少肝脏葡萄糖的输出而降低血糖水平；也可以提高外周组织（肌肉、脂肪）对葡萄糖的运转能力，以促进对葡萄糖的摄取和利用；同时降低体重，改善胰岛素敏感性，减轻胰岛素抵抗。因此，各大指南均推荐二甲双胍作为超重和肥胖 2 型糖尿病患者的一线用药。1 型糖尿病患者在应用胰岛素的基础上，如果血糖波动较大，加用双胍类也有利于稳定血糖。

34. ABDE PTH 生成和分泌不足，破骨作用减弱，骨钙动员和释放减少，同时 $1,25-(OH)_2D_3$ 生成减少，肠道钙吸收下降，通过以上多途径导致低钙血症，由于血钙低，故尿钙排出减少。PTH 不足，肾小管对磷的重吸收增加，故血磷升高，尿磷减少。

35. ABC 在低血糖发作时，应同时测定血糖、胰岛素、C肽，计算胰岛素释放指数，即血浆胰岛素（μU/ml）/血浆葡萄糖（mmol/L），胰岛素正常分泌者该比值<0.3，器质性胰岛素分泌过多性低血糖者该比值>0.4，如进行C肽抑制试验，在静脉注射胰岛素时抽血测定C肽水平，如果注射胰岛素以后的C肽水平与基线相比下降<50%考虑胰岛素瘤。

36. ADE 垂体催乳素腺瘤（Prolacti-noma，PRL瘤）在功能性垂体腺瘤中是最常见的疾病，约占垂体腺瘤的50%，女性的发病率比男性高。女性病人中微腺瘤占2/3。催乳素瘤侵袭性向鞍旁海绵窦生长会导致脑神经损害如动眼神经、展神经麻痹，向鞍上生长压迫视交叉导致颞侧偏盲。目前大多数临床内分泌实验室对于临床症状与体征较明显的催乳素瘤血清PRL水平一般定为>200μg/L，如若PRL水平>300μg/L，结合鞍区MRI影像学检查，则可明确或肯定诊断催乳素瘤，但如PRL水平>200μg/L，需要与其他药物和（或）其他慢性疾病，甚至生理性原因导致的高PRL血症作鉴别诊断。

37. AC α-葡糖苷酶抑制药的作用机制是可逆性地抑制小肠α糖苷酶，进而阻碍糖类分解为单糖（主要为葡萄糖），延缓葡萄糖的吸收，降低餐后高血糖。α葡糖苷酶抑制药不刺激β细胞分泌胰岛素，但餐后胰岛素可降低，提示可增加胰岛素的敏感性，估计与改善高血糖有关。

38. CDE 异位ACTH综合征由垂体以外的肿瘤组织分泌过量有生物活性的ACTH，使肾上腺皮质增生并分泌过量皮质醇，由此引起的皮质醇增多症为异位ACTH综合征。异位ACTH综合征患者约90%不被抑制，某些病例，如支气管类癌患者可以被抑制。如果临床上比较符合垂体性库欣综合征，而大剂量地塞米松不被抑制，可加大地塞米松剂量（如加倍）。CRH兴奋试验：垂体性库欣病患者在静脉推注CRH 1μg/kg体重后血ACTH及皮质醇水平均显著上升。上升幅度比正常人还高，而多数异位ACTH综合征患者无反应。所以，本试验对这两种ACTH依赖性库欣综合征的鉴别诊断有重要价值。

39. BCD 原发性醛固酮增多症由于醛固酮分泌增多而使肾素-血管紧张素系统受抑制，但不受钠负荷调节。卡托普利试验是目前临床上应用最广的原发性醛固酮增多症确诊试验之一。

40. CDE Addison病称为原发性或慢性肾上腺皮质功能减退症，主要由于自身免疫、结核、感染、肿瘤等破坏双侧肾上腺组织从而导致肾上腺皮质激素分泌不足。

41. ABCE 绝大部分肢端肥大症患者可以发现明显的垂体腺瘤，所以需要行手术治疗。

42. BE 单纯性甲状腺肿可分为地方性和散发两种。碘缺乏是引起地方性甲状腺肿的主要因素。碘缺乏时甲状腺激素合成不足，反馈性引起垂体分泌过量的TSH，刺激甲状腺增生肥大。但临床上单纯性甲状腺肿病人的TSH往往正常或只轻度升高，而且地方性甲状腺肿可见于非缺碘地区甚至高碘地区，严重碘缺乏地区也可不发生甲状腺肿，提示甲状腺对TSH敏感性增加或其他因素也参与了甲状腺肿的发生。

43. ABCE 嗜铬细胞瘤位于肾上腺者占80%~90%，大多为一侧性，少数为双侧性或一侧肾上腺瘤与另一侧肾上腺外瘤并存，多发性者较多见于儿童和家族性病人。肾上腺外嗜铬细胞瘤称为副神经节瘤，主要位于腹部，多在腹主动脉旁（占10%~15%），其他少见部位为肾门、肾上极、肝门区、肝及下腔静脉之间、近胰头部位、髂窝或近髂窝血管处（如卵巢内、膀胱内、直肠后等）。位于腹外者甚少见，可位于胸内（后纵隔、脊柱旁或心脏内）、颈部、颅内。肾上腺外肿瘤可为多中心的，局部复发的比例较高。

44. ABDE 糖尿病血管病变的检查：触诊足背动脉和（或）胫后动脉的搏动来了解足部大血管病变，动脉搏动消失往往提示患者有严重的大血管病变需要进行密切监测或进一步检查。包括：①踝肱指数（ABI，踝动脉－肱动脉血压比值）检查；②经皮氧分压测定（TcPO）；③彩色多普勒超声检查；④DSA 血管造影；⑤磁共振血管造影（MRA）。

45. BCDE 弥漫性肾小球硬化症最常见，但特异性不高，糖尿病肾病引起的蛋白尿随着进行性肾功能衰竭而增加，由微量蛋白尿发展为大量蛋白尿。

三、共用题干单选题

46. A 冠心病是冠状动脉血管发生动脉粥样硬化病变而引起血管腔狭窄或阻塞，造成心肌缺血、缺氧或坏死而导致的心脏病。

47. B 脂质代谢异常是动脉粥样硬化最重要的危险因素，冠心病患者常见于高脂血症者。

48. A 冠心病患者缓解期应进行二级预防，因常合并血症异常，可给予他汀类或贝特类调脂药物治疗。

49. C 患者主要表现为骨痛和高钙血症，并且左颈前触及直径 2 cm 包块，考虑是甲状旁腺腺瘤引起的甲状旁腺功能亢进症。

50. A 血清甲状旁腺素（PTH）：测定血 PTH 水平可直接了解甲状旁腺功能，目前多采用测定全分子 PTH（1～84）的免疫放射法或免疫化学发光法。原发性甲旁亢患者血 PTH 水平增高，血 PTH 升高的程度与血钙浓度、肿瘤大小相平行。

51. A PTH 能够促进钙的吸收，动员骨钙入血，导致血钙升高。对于血钙水平明显升高或曾有危及生命的高钙血症病史、有症状或并发症的患者应考虑手术治疗。该病治疗主要是切除甲状旁腺瘤，甲状旁腺瘤切除后通常能治愈。

52. E 患者 50 岁女性，属于围绝经期，是骨质疏松症的高发人群，有腰背疼痛、身材变矮、脊柱畸形等症状和体征，提示可能出现椎体压缩性骨折，因此怀疑骨质疏松症。

53. E 为明确诊断，应首选髋关节和腰椎骨密度检查

54. B 骨质疏松质可发生于任何年龄，但多见于绝经后女性和老年男性，骨质疏松症分为原发性和继发性，原发性骨质疏松症可分为绝经后骨质疏松症、老年性骨质疏松症、特发性骨质疏松症，绝经后骨质疏松症一般发生在女性绝期后5～10年；继发性骨质疏松症指由任何影响骨代谢的疾病或药物及其它明确病因导致的骨质疏松。

55. A 绝经后骨质疏松症治疗的基本措施就是补充钙剂和维生素 D，包括进食富含钙、低盐和适量蛋白质的均衡膳食，适当增加户外活动，避免嗜烟、酗酒等，同时补充碳酸钙和活性维生素 D 胶囊。

56. E 老年女性，咳嗽咳痰胸痛半年，有吸烟病史，胸片示左肺门肿物。支气管镜活检病理示小细胞未分化肺癌，支持肺小细胞未分化癌诊断。患者低血钠、高尿钠，血渗透压低、尿渗透压高，尤其是水负荷试验后 4 小时内排尿量 $<90\%$ 摄入量，且尿渗透压未降低至 100mOsm/（kg · H_2O）以下，支持 SIADH 的诊断，即肿瘤异位生成 AVP 增多。综上所述，诊断考虑是肺小细胞未分化癌伴抗利尿激素不适当分泌综合征。

57. D 患者低血钠、高尿钠，血渗透压低、尿渗透压高，尤其是水负荷试验后4小时内排尿量<90%摄入量，且尿渗透压未降低至100mOsm/(kg·H_2O)以下，支持SIADH的诊断，即肿瘤异位生成AVP增多，且不受血浆渗透压的调节，从而导致水潴留引起稀释性低钠血症。

58. E 患者低血钠、高尿钠，血渗透压低、尿渗透压高，尤其是水负荷试验后4小时内排尿量<90%摄入量，且尿渗透压未降低至100mOsm/（kg·H_2O）以下，支持SIADH的诊断。

59. C 治疗上以限制饮水为主，等张生理盐水的输注也可使血清钠升高，呋塞米对于严重水中毒患者可以迅速纠正低钠且避免心脏负担过重。对于原发病的治疗，即肺部肿瘤的化疗，需要避免应用环磷酰胺、长春新碱等可能刺激AVP释放和增效的药物。

60. C 根据临床表现及体格检查，初步诊断为甲状腺功能亢进症。此类患者有月经稀少，周期延长，甚至闭经，可能与雄激素转化为雌激素增加相关。

61. A 血清FT_3、FT_4可以直接反映甲状腺功能状态。血FT_3、FT_4（或TT_3、TT_4）增高及TSH降低（<0.1mU/L）者符合甲亢；仅FT_3或TT_4增高而FT_4、TT_4正常可考虑为T_3型甲亢；血TSH降低，FT_3、FT_4正常为亚临床型甲亢。TSH是反映甲状腺功能十分敏感的指标，轻度甲状腺功能异常者，T_3、T_4尚在正常范围内变化时TSH则会出现异常。

62. B FSH是卵泡刺激素，与甲状腺无相关性。

63. E GADA对1型糖尿病的诊断，尤其是LADA的早期识别具有重要价值。

64. E 该病早期口服药物有效，为保护残存β细胞功能，不宜应用胰岛素促泌剂，上述治疗方案中胰岛素联合口服双胍类降糖药较为合理。

65. C 热量摄入合理的饮食治疗：①糖类为总热量的50%~60%，蛋白质摄入占总热量的15%~20%，脂肪占总热量的30%。②合理控制总热量。理想体重（kg）=身高（cm）-105。成人正常体重者完全卧床每日每千克理想体重给予能量15~20kcal，休息状态下25~30kcal，轻体力劳动30~35kcal，中度体力劳动35~40kcal，重体力劳动40kcal以上。结合题干，该患者理想体重为71kg，公司职员属于轻体力劳动，总热量约为2130~2485kcal。③吃精米面、米饭、馒头等食物，肠道容易消化吸收，导致血糖陡然升高。而杂粮等这些粗粮，肠道消化时间长，分解出葡萄糖速度相对较慢，血糖波动自然比较小。

四、案例分析题

66. ABDEFG 患者因体重增加就诊，体检示多毛及痤疮，余无特殊。初步诊断时应考虑引起肥胖及雄激素过多体征的原因。酗酒可引起假性库欣综合征导致肥胖。先天性肾上腺皮质增生症常见症状包括呕吐、腹泻、女性男性化、男孩性早熟等。

67. ADEG 患者青春期起始时月经正常，后出现月经异常，可暂排除特发性多毛症（无排卵异常）、先天性肾上腺皮质增生症（多为青春期起始时起病）。

68. BEG 正常人午夜血浆皮质醇达最低（<50nmol/L），该患者午夜血浆皮质醇明显升高，提示库欣综合征可能，应行血浆皮质醇昼夜曲线、24小时尿游离皮质醇、小剂量地塞米松抑制试验以帮助诊断。

69. BDFGH 正常情况，小剂量地塞米松抑制试验，早晨血皮质醇应<140nmol/L。但该患者小剂量地塞米松抑制

试验血皮质醇不被抑制，结合前述可诊断为库欣综合征，应继续行 ACTH 检测（鉴别 ACTH 依赖和非依赖性库欣综合征）、血钾及碳酸氢盐测定（异位 ACTH 综合征可有低钾性碱中毒）、大剂量地塞米松抑制试验（鉴别库欣病和异位 ACTH 综合征）及肾上腺 CT（提供影像学证据）以诊断及鉴别诊断。

70. BDEF 库欣病的治疗可包括手术及药物治疗。手术主要为经蝶窦垂体瘤摘除术。美替拉酮通过抑制 11β－羟化酶降低血皮质醇浓度。氨鲁米特高剂量时阻断早期类固醇合成途径中的催化酶，影响类固醇分泌，可作为美替拉酮联合治疗药物。酮康唑可阻断多种类固醇合成酶，从而降低血浆皮质醇水平。

71. CDG 低钠血症又称慢性缺水或继发性缺水，其中低容量性低钠血症时机体缺钠多于缺水，血钠＜130mmol/L，血浆渗透压＜280mOsm/L，细胞外液处于低渗状态，也称为低渗性缺水。低钠血症的严重程度取决于血钠降低的程度和速度，重度缺钠时，病人神志不清，肌痉挛性抽搐，腱反射减弱或消失，出现木僵，甚至昏迷，常发生休克，血钠在 120mmol/L 以下，每千克体重缺氯化钠 0.75～1.25g。

72. BFG 低渗性脱水时机体的基本变化是细胞外液明显减少及渗透压降低，由于细胞内液渗透压相对较高，水由细胞外向细胞内转移，使细胞外液更加减少、细胞内液增多，因而有发生细胞水肿的倾向；由于血容量减少，血浆蛋白浓度相对增加，细胞间液被重吸收进入血管内的量增多，这虽有补充血容量的作用，但是细胞间液的减少更加明显，患者的脱水表现更加突出。

73. ACD 低容量性低钠血症除积极治疗病因外，首先要补充血容量，针对缺钠多于缺水的特点，采用含盐溶液或高渗盐水静脉滴注，以补充血容量和纠正体液的低渗状态。重度缺钠时，应先补足血容量纠正休克，然后输注高渗盐水（一般为5%氯化钠溶液）。如果患者尿量达到40ml/h，则可予开始补充钾盐以纠正低钾血症，这样 K^+ 进入细胞内，使细胞内 Na^+ 流向细胞外液，有利于细胞外 Na^+ 的升高和血浆渗透压提高。

74. BDFH 低容量性低钠血症时缺钠多于缺水，血清 Na^+ 浓度低于 130mmol/L，血浆渗透压低于 280mOsm/L，伴细胞外液量减少。通过公式计算患者补钠量（mmol）＝(140－病人所测血钠)×体重×0.6，1g 氯化钠含 17mmol 钠，因此可以算出应补充生理盐水或高渗盐水的毫升数，应在第一天补充其 1/3～1/2 量，其余的量根据病情于第 2 天补充。低容量性低钠血症患者应迅速治疗，否则会引发脑水肿，甚至死亡。鉴于低钠血症纠正过快可造成中枢神经系统脱髓鞘病变，应每 2～3h 检测血清钠的浓度并据此调整盐水输注的速度，习惯上以血清钠升高不超过每小时 1～2mmol/L 为宜。近年来专家们的建议更加谨慎，应维持血清钠的上升速度＜0.5mmol/（L·h），或＜12mmol/（L·24h）。

75. ABCDEFG 剧烈呕吐，直接丢失胃酸，这样进入肠道的 H^+ 减少，使得肠液、胰液、胆汁等碱性消化液的分泌减少，肠液中 HCO_3^- 升高并重吸收增加，体内 $NaHCO_3$ 潴留而导致代谢性碱中毒。胃液大量丢失时可伴有 Cl^-、K^+ 的丢失和细胞外液容量减少。低血 Cl^- 时，血 HCO_3^- 增多以补充阴离子；低血 K^+ 时，由于离子交换，H^+ 移入细胞内；细胞外液容量减少时由于刺激醛固酮分泌增多，醛固酮能促进远曲小管和集合管排出 H^+ 和 K^+，这些因素均能引起代谢性碱中毒。

76. BCDE 患者有满月脸，中心性肥胖伴血压升高，临床要考虑库欣综合征。患者伴有乏力，低钾血症不能除外。患者虽有乏力，但是与重症肌无力受累的典型肌群不符合，尚合并其他库欣综合征表现，故可能性不大。患者1年来体重增加5kg，考虑为甲状腺功能减退考虑。患者有血压升高，考虑为原发性高血压。

77. EFHI 美国内分泌医师协会指南推荐对高度怀疑库欣综合征的患者进行如下的筛查试验中的一项：①24小时尿游离皮质醇；②午夜唾液皮质醇；③1mg过夜地塞米松抑制试验；④低剂量地塞米松抑制试验（2mg/d，48小时）。

78. CF 患者血清皮质醇水平升高，日节律消失，24小时尿游离皮质醇升高，1mg过夜地塞米松抑制试验结果为阳性，可明确为库欣综合征。ACTH水平明显升高，考虑为ACTH依赖性库欣综合征，需要考虑库欣病或者是异位ACTH综合征。此时应行垂体MRI＋动态增强检查进一步明确，必要时可行岩下静脉窦采血明确ACTH是否为垂体来源。

79. BEF 附图中垂体柄左偏，垂体右侧可见低信号影，考虑为垂体微腺瘤。结合前述情况，患者考虑为库欣病。岩下静脉窦采血（IPSS）可用于鉴别库欣病和异位ACTH综合征，当影像学检查无法明确垂体微腺瘤，而临床和实验室检查高度提示时，IPSS对垂体肿瘤的定位有一定意义，本例中影像学明确可见垂体右侧占位，故暂不考虑行IPSS。垂体肿瘤压迫视交叉时可造成视野缺损，故应行视野检查。库欣病患者不能被低剂量地塞米松抑制，却能被大剂量地塞米松抑制试验抑制。但值得注意的是侵袭性的垂体ACTH大腺瘤可不被大剂量地塞米松抑制。

80. D 患者再次入院查血清皮质醇水平正常，节律存在，24小时尿游离皮质醇水平亦正常，1mg过夜地塞米松抑制试验为阴性，结合此前血、尿皮质醇水平升高，呈现发作－缓解的现象，并有ACTH水平明显升高，考虑为周期性库欣综合征。

81. C 周期性库欣综合征因垂体微腺瘤引起者，切除后有望治愈。部分患者应用多巴胺促效剂溴隐亭或血清素拮抗剂赛庚啶治疗有一些效果，但不作为首选治疗。

82. C 患者有明确的甲亢病史，2个月前自行停用抗甲状腺药物，入院前4日于呼吸道感染后出现意识改变、高热，体检有发热、心率明显增快、甲状腺肿大伴血管杂音、肺部啰音等，甲功化验甲状腺激素水平明显升高。故在诊断上应考虑甲亢因肺部感染诱发甲状腺危象。

83. ABCDEF 甲状腺危象是甲状腺功能亢进症病情尚未控制时，由于应激等诱因下使原有症状极度增重、危及生命的状态。病情进展快，死亡率很高。甲状腺危象诱发因素分为两大类：①内科性诱因：4/5多由于严重感染引起，另外有机体应激状态如高温、饥饿、心绞痛、心衰、脱水、精神刺激及过度疲劳；不适当停用抗甲状腺药物、过度挤压甲状腺、放射性碘治疗后、妊娠和分娩等。②外科性诱因：甲亢未被控制，行甲状腺本身或其他手术、麻醉等。

84. ABCE 甲状腺危象的治疗首先应是抑制甲状腺素的合成、释放及拮抗外周血甲状腺激素效应，包括抗甲状腺药物（其中硫脲类的丙硫氧嘧啶为首选）、碘剂、早期及大量应用糖皮质激素、β阻滞剂等。甲状腺危象的对症治疗包括抗感染、纠正水、电解质及酸碱失衡、降温、强心等治疗。可行人工冬眠等方法退热，阿司匹林因可使游离甲状腺激素增高，故一般不选用作为退热药。

85. ABDEF 甲状腺危象时肾上腺皮质功能相对不足，而且肾上腺皮质激素尚能抑制周围组织对甲状腺激素的反应及抑制周围组织将 T_4 转化为 T_3，大剂量激素还可使血甲状腺激素水平降低。糖皮质激素可增强人体的应激能力。应用糖皮质激素可改善甲状腺危象患者对糖皮质激素需要量的增加，另有抗高热、抗休克等作用的。尤其有高热虚脱或休克的病人更应使用糖皮质类激素。

86. B RAI 治疗是利用甲状腺高度摄取和浓集碘的能力及 ^{131}I 释放出的 β 射线对甲状腺的毁损效应，破坏滤泡上皮而减少 TH 分泌。RAI 治疗后，于近期内可出现放射性甲状腺炎。放射性甲状腺炎是因电离辐射导致甲状腺不同程度的炎症性变化，并引起甲状腺功能不同的变化，出现相应的临床症状。见于治疗后 7 ~ 10 天，患者可有颈部不适、压迫感、甲状腺局部疼痛、吞咽困难、发热、乏力，心慌、手抖等一过性甲状腺功能亢进表现。个别可诱发危象。

87. ABCDEF 病人在服用放射性碘后出现放射性甲状腺炎，多于 1 周左右自行消退，不需处理或用简单的镇痛药。大剂量放射性碘治疗引起甲状腺激素过度释放，呈一过性甲状腺功能亢进症加重，常由于治疗前准备不充分所致，应对症治疗，症状重者给予镇静、止痛和肾上腺皮质激素治疗。β 受体阻断药如普萘洛尔可用，一般不主张用抗甲状腺药物，此病常常是自限性。但甲亢症状较重或有危象迹象者可使用抗甲状腺药物。

88. EF Bartter 综合征，是以低血钾性碱中毒，血肾素及醛固酮增多但血压正常，肾小球旁器增生和肥大为特征的疾病。治疗药物包括保钾利尿剂，前列腺素合成酶抑制剂，血管紧张素Ⅱ转化酶抑制剂和 β 受体阻滞剂。患者无相关症状及表现，故不予考虑 Bartter 综合征。Gitelman 综合征是 Bartter 综合征的特殊类型，为常染色体隐性遗传性疾病，是最常见的遗传性肾小管病，其特点是低钾性代谢性碱中毒伴低镁血症和尿钙排出减少。

89. E 原发性醛固酮增多症血管紧张素Ⅱ和血浆肾素活性降低，而继发性醛固酮增多症，血管紧张素Ⅱ和血浆肾素活性测定升高。

90. D 地塞米松可抑制的醛固酮增多症，由于患者的第 8 号染色体 11β－羟化酶基因与醛固酮合成酶基因形成一融合基因，融合基因的 5′为部分 11β－羟化酶基因，3′为部分醛固酮合成酶基因，故编码蛋白质具有醛固酮合成酶活性。此融合基因在束状带表达，受 ACTH 调控，从而导致 ACTH 调节束状带分泌醛固酮，给予糖皮质激素可抑制醛固酮的分泌。结合题干，患者血尿醛固酮均增高，经地塞米松治疗有好转，首先考虑地塞米松可抑制性醛固酮增多症可能。

91. ABDEF 糖皮质激素可抑制性醛固酮增多症即地塞米松可抑制的醛固酮增多症，治疗用可用强的松或地塞米松，选用最小有效剂量长期使用，可使血压下降、血钾上升及生化改变恢复正常。

92. AC 糖尿病足是指发生于糖尿病患者与局部神经异常和下肢远端外周血管病变相关的足部感染、溃疡和深层组织破坏。它是糖尿病下肢神经病变、血管病变的结果。从皮肤到骨与关节各层组织均可受累，严重者可发生局部或全足坏疽，需要截肢。结合题干，该患者预防糖尿病足，需继续控制血糖，戒烟戒酒，每天洗足，抗真菌感染等措施。

93. ACD 患者需要完善下肢血管 B 超或造影评估血供。经皮氧分压作为一种判断组织微循环状态的无创检查方法，已被广泛应用于临床，可用于早期发现糖尿病足风险、评估创伤的愈合过程、决定截肢平面、评估高压氧的治疗疗效等。

94. B 患者双下肢动脉搏动减弱，故首选血管内介入治疗，改善血供，促进创面愈合。

95. G 颈部疼痛、发热是亚急性甲状腺炎常见症状。

96. DEG 亚甲炎甲状腺核素扫描功能低下、吸碘率低、TSAb 阴性。

97. BCF 临床上亚急性甲状腺炎可分为3期：①甲状腺毒症期：血清 T_3、T_4 升高，TSH 降低，^{131}I 摄取率降低（24h < 2%）。这就是本病特征性的血清甲状腺激素和甲状腺摄碘能力“分离现象”。因甲状腺滤泡被炎症破坏，其内储存的甲状腺激素释放入血，而炎症损伤引起的甲状腺细胞摄碘能力下降。②甲减期：血清 T_3、T_4 逐渐下降至正常水平以下，TSH 回升至高于正常值。③恢复期：血清 T_3、T_4、TSH 和 ^{131}I 摄取率恢复正常。亚甲炎发病期间，甲功可以减低、正常、升高，但吸碘率下降。

98. ABEF 本病可自发缓解，预后良好。也可复发，复发率 1.6% ~4%，年复发率 2.3%。研究显示，复发者病情较初次发作轻，治疗时间短。

99. AC 非甾体类抗炎药及泼尼松可用于亚甲炎的治疗。

100. DE 亚甲炎患者的甲亢，给予β受体阻断剂对症治疗，不需抗甲状腺治疗。

全真模拟试卷（二）答案解析

一、单选题

1. D 慢性淋巴细胞性甲状腺炎（CLT）又称桥本甲状腺炎（Hashi－moto's thyroiditis，HT），或桥本病，CLT 是一类常见的自身免疫性甲状腺疾病（autoimmune thyroid diseases，AITDs），也是原发性甲状腺功能减退症最主要的原因。其发病与遗传、碘代谢紊乱等导致的免疫功能异常密切相关，其病理特征是甲状腺内大量淋巴细胞、浆细胞浸润以及甲状腺组织纤维化。本病的临床表现多种多样，典型的临床表现是，甲状腺呈弥漫性质韧无痛的轻中度肿大，而颈部局部压迫和全身症状并不明显，甲状腺功能可以正常或减退，但血液循环中往往出现甲状腺自身抗体，包括甲状腺球蛋白抗体（TGAb）、甲状腺过氧化酶抗体（TPOAb）和甲状腺刺激阻断抗体（TSBAb）等。高碘摄入是 HT 发病的一个重要因素。适碘和高碘地区 HT 的发病率高于低碘地区，摄碘量低的国家 HT 亦较少见。

2. E 血清肌酐超过 133μmol/L 时，应用二甲双胍会增加乳酸性酸中毒的风险故禁用。格列喹酮、瑞格列奈和阿卡波糖此时可以应用。

3. E 甲状腺素结合球蛋白（TBG）是人血浆中甲状腺激素的主要转运蛋白，主要在肝内合成，TBG 是甲状腺外 T_3、T_4 的储存库，导致 TBG 升高的因素包括甲减、妊娠等，TBG 降低的情况包括自身免疫病、低蛋白血症等。肺部感染无影响。

4. A 糖尿病酮症酸中毒（DKA）的病程通常<24h，多数患者在发生急性代谢紊乱前数天出现多尿、烦渴多饮和乏力；随后出现食欲减退、恶心、呕吐，常伴头痛、烦躁；当患者出现酸中毒时，呼吸深快，呼气中有烂苹果味（丙酮）。随着病情进一步发展，出现严重失水、尿量减少、皮肤弹性差、眼球下陷、脉细速、血压下降，至晚期时各种反射迟钝甚至消失，嗜睡甚至昏迷。部分 DKA 患者可有腹痛，酷似急腹症，易误诊，应予以注意。

5. A 神经垂体储存血管升压素和催产素。

6. B 双胍类药物包括二甲双胍（metformin）和苯乙双胍（phenformin）。双胍类药物的药理作用是能明显降低胰岛功能尚存和完全丧失的糖尿病患者的血糖水平，但对正常人的血糖无影响。其作用机制是由于减少葡萄糖经肠道吸收、促进组织摄取葡萄糖、增加肌肉组织中糖的无氧酵解、减少糖异生、增加胰岛素与受体的结合能力、抑制胰高血糖素的释放等。还能降低血脂，延缓糖尿病患者并发症的发生。双胍类降糖药物不是胰岛素促分泌药，不能增加胰岛素水平。

7. C 胸膜摩擦感与心包摩擦感的鉴别要点为屏气时摩擦感是否消失。

8. C 慢性淋巴细胞性甲状腺炎又称自身免疫性甲状腺炎，是一种以自身甲状腺组织为抗原的慢性炎症性自身免疫性疾病。

9. C Graves 病（graves disease，GD），又称毒性弥漫性甲状腺肿，是一种伴有 TH 分泌增多的器官特异性自身免疫性疾病。妊娠期甲亢手术治疗的指征是药物治疗不能控制症状或疑有癌变者，在妊娠中期可

考虑甲状腺手术。该患者孕4个月余，故妊娠4~6月可进行甲状腺次全切除术

10. A 男性、年龄长者、结节性甲状腺肿伴功能亢进者多见。无其他原因可解释的心脏增大、心力衰竭、严重心律失常，病程长者更易发生。在甲亢控制后心脏病情况好转称甲亢性心脏病。

11. C 腺垂体功能减退症是指各种病因损伤下丘脑、下丘脑-垂体通路、垂体而导致一种或多种腺垂体激素分泌不足所致的临床综合征。围生期女性因腺垂体缺血坏死所致的腺垂体功能减退症称为Sheehan综合征。因垂体分泌LH和FSH缺乏致性腺功能减退，为腺垂体功能减退症最常见的表现，女性病人可表现为闭经、乳房萎缩、性欲减退或消失、阴道分泌物减少、性交疼痛、不孕、阴毛和腋毛脱落、子宫和阴道萎缩等。成年男性病人表现性欲减退、阳痿、胡须、阴毛和腋毛稀少、睾丸萎缩、肌肉减少、脂肪增加。男女均易发生骨质疏松。腺垂体功能减退症的治疗包括病因治疗和激素替代治疗。激素替代治疗要求尽量符合生理要求，既要改善症状，又需避免过量。

12. A 抗利尿激素（血管加压素）是一种多肽激素，由下丘脑视上核和室旁核分泌，通过垂体柄下达并储存于垂体后叶（神经垂体），与激素运载蛋白相结合，必要时释放入血。

13. E D860（甲苯磺丁脲）、达美康（格列齐特）、优降糖（格列本脲）、消渴丸（主要有效成分为格列本脲）均为磺脲类降糖药，其作用机制为刺激胰岛β细胞分泌胰岛素。伏格列波糖为α-葡萄糖苷酶抑制剂，主要作用机制为延缓肠道碳水化合物的吸收。

14. A 葡萄糖是脑部主要能量来源，但脑细胞存糖量有限，因此一旦发生低血糖即可出现脑功能障碍症状，受累部位从大脑皮质开始，表现为精神不集中、头晕、迟钝、视物不清、步态不稳，也可能出现幻觉、躁动、行为怪异等精神失常表现；顺延波及皮质下中枢、中脑、延髓等，表现为神志不清、幼稚动作、舞蹈样动作，甚至阵挛性、张力性痉挛，锥体束征阳性，乃至昏迷、血压下降。

15. B 高渗性缺水时补充低渗或等渗液。

16. C Kallmann综合征主要临床表现为性腺发育不良、嗅觉丧失综合征，骨质疏松亦为突出表现。病因为低促性腺激素所致的性腺功能过低，罹患多为男性。结合题干患者胡须缺如，喉结未发育，阴茎如儿童大小，嗅觉减退。可能诊断为Kallmann综合征。

17. A 下丘脑前部，视上核，室旁核受损表现为中枢性特发性高钠血症、尿崩症。下丘脑释放激素缺乏引起全腺垂体功能减退，造成生长发育障碍（青春发育前），性腺、甲状腺和肾上腺皮质功能减退。下丘脑垂体疾病的检查，尤其是垂体瘤患者常出现颅神经受压的表现。第Ⅰ对至第Ⅵ对颅神经均可受累，必要时须进行嗅觉检查及面部感觉检查。

18. C 抗利尿激素分泌不当综合征（SIADH）是由于抗利尿激素（ADH）分泌不按血浆渗透压等调节而异常增多，导致体内水潴留、稀释性低钠血症等一系列临床表现。细胞外液包括血浆、组织液、淋巴、脑脊液等存在于细胞外的体液，SIADH的细胞外液容量应增多。临床表现：①低钠血症发生较快者，症状也较严重。症状通常于血浆有效渗透压浓度下降至240mOsm/kg及以下时出现；症状常不甚明显，主要为精神状态的改变，包括个性变化、嗜睡和精神错乱。当血钠浓度降

至 115mmol/L 以下时，可出现木僵、神经肌肉过度兴奋、癫痫、昏迷，最终死亡。②尿量减少，血容量增加而无水肿、高血压等临床表现。③具有原发病的表现。实验室检查：SIADH 患者的血钠和血渗透压降低，尿渗透压相对于血清不适当地增高（120～150mmol/L），血容量一般为正常或稍高。BUN 和肌酐正常，血尿酸常较低。尿钠浓度通常 >30mmol/L，钠排泄分数 >1%。治疗包括病因治疗，限水、高渗盐和利尿等治疗。

19. A 原发性醛固酮增多症（PA）简称原醛症，是由肾上腺皮质病变引起醛固酮分泌增多，导致潴钠排钾、体液容量扩增、肾素－血管紧张素系统受抑制，表现为高血压和低血钾的临床综合征。Liddle 综合征为常染色体显性遗传疾病，病因为肾小管上皮细胞钠通道基因突变使其处于激活状态，导致钠重吸收过多及体液容量扩张。病人呈高血压、肾素受抑制，但醛固酮低，并常伴低血钾，用螺内酯无效，表明病因非盐皮质激素过多。阻止肾小管上皮细胞重吸收钠并排泄钾的药物，如阿米洛利、氨苯蝶啶可纠正低血钾，降低血压。

20. C 胰岛素瘤的临床表现主要表现为 Whipple 三联征。典型者依据临床表现即可诊断。对于不典型者可行下列检查：①反复血糖检测：均低于 2.2mmol/L。②葡萄糖耐量试验可呈低平曲线。③饥饿试验：48 小时内可诱发症状。④血胰岛素测定：正常值为 35.8～143.5pmol/L，升高 70% 以上提示此病；⑤B 超尤其对术中定位有帮助；⑥CT 及 MRI：可显示直径大于 1cm 的肿瘤。

21. C 按照垂体瘤的生长解剖和放射影像学特点进行分类可分为微腺瘤和大腺瘤，瘤体直径 ≥10mm 为大腺瘤，小于 10mm 为微腺瘤。根据肿瘤的生长类型可分为扩张型和浸润型两种，后者极为少见。此种分类对决定垂体瘤的治疗方案和估计预后相当重要。

22. D 多囊卵巢综合征（PCOS）是育龄妇女常见的内分泌代谢异常综合征，以雄激素过多及长期无排卵为特征。其治疗药物主要以抗雄激素治疗为主，而二氢睾酮属于雄激素，故不能作为 PCOS 的治疗药物。

23. E 糖尿病神经病变可表现为多发性神经病变（肢端感觉异常、隐痛、刺痛、灼烧痛等）、单一神经病变（主要累及脑神经，以动眼神经、展神经较多见，也可累及尺神经、正中神经）以及自主神经病变（胃轻瘫、腹泻、便秘、排汗异常、尿失禁、尿潴留、直立性低血压等）。该患者糖尿病病史 12 年，血糖控制不佳，临床表现符合糖尿病神经病变。

24. C 血浆 AVP 分泌增多，是由于有效循环血容量减少、血浆渗透压升高，引发肾重吸收水增多，尿量减少，体液平衡得以维持或恢复。而肾上腺皮质水平未见明显改变。

25. C 胰岛素瘤的诊断需根据以下几点：①有多次肯定的低血糖发作史，多发生在凌晨 4～8 时之间；②空腹或症状发作时血糖 <2.8mmol/L；③给糖能使症状迅速缓解；④以往健康，无营养不良或消耗性疾病者。本病患者多在禁食 12～36 小时出现低血糖。如果禁食 72 小时仍无发作，则本病的可能性很小，且长期禁食能增加患者痛苦。胰岛素释放指数 = 血浆胰岛素（μU/ml）/血浆葡萄糖（mmol/L），正常者该比值 <0.3，胰岛素瘤患者该指数 >0.4，该指数是协助诊断胰岛素瘤的重要检查指标，饥饿、劳累、精神刺激、饮酒、月经来潮、发热等均为胰岛素瘤引发低血糖的诱因，进食或注射葡萄糖后可终止发作。

二、多选题

26. ABCD 体液中的溶质分为电解质和非电解质两类。细胞外液的主要电解质 Na^+、Cl^-、HCO_3^-；细胞内液的主要电解质有 K^+ 和 HPO_4^{2-}。临床上，以 mOsm/L 或 mOsm/（kg · H_2O）表示体液的渗透压。血浆渗透压可用冰点渗透压计测定，或用下列公式计算：血浆渗透压（mOsm/L）= 2（Na^+ + K^+）+ 葡萄糖 + 尿素氮（单位均为 mmol/L）。血浆渗透压正常范围为 280～310mOsm/L，低于 280mOsm/L 为低渗，高于 310mOsm/L 为高渗。由于尿素氮能自由通过细胞膜，不能构成细胞外液的有效渗透压，因此在计算时亦可省略尿素氮，计算公式为：血浆有效渗透压（mOsm/L）= 2 ×（Na^+ + K^+）+ 葡萄糖（单位均为 mmol/L）。Na^+ 为血浆中的主要阳离子，占血浆阳离子总量的 92% 左右，其含量占总渗透压比例的 50%，是维持血浆渗透压平衡的主要因素。

27. ABC 评价低血糖的实验室检查有：①血浆胰岛素测定：在低血糖发作同时抽血测定胰岛素水平以证实胰岛素不适当分泌过多。②饥饿和运动试验：晚餐后禁食，次日清晨开始测定血糖、胰岛素。如果没有明显的低血糖，则继续禁食并密切观察，每 4 小或者出现低血糖症状时测血糖、胰岛素。如果仍然不出现低血糖，则在禁食后 12h、24h、36h、48h 各做 2h 运动直至低血糖发作。如果禁食以后血糖 < 2.8mmol/L，胰岛素释放指数 > 0.4，应考虑为胰岛素不适当分泌过多。③胰高血糖素试验：空腹快速静脉注射胰高血糖素 0.03mg/kg，总量≤1mg，测定 3h 血糖、胰岛素，如果低血糖时胰岛素 > 150μIU/mL 考虑为胰岛素不适当分泌过多。

28. ABCE 钾的大部分生理功能都是在与钠协同作用中发挥的，因此维持体内钾、钠离子的平衡，对生命活动有重要意义。钾的生理功能为：①调节细胞内外适宜的渗透压。②调节体液的酸碱平衡。③参与细胞内糖和蛋白质的代谢。④维持正常的神经兴奋性和心肌运动。⑤在摄入高钠而导致高血压时，钾具有降血压作用。

29. BCDE 醛固酮瘤又称 Conn 腺瘤，多见，大多为一侧腺瘤，包膜完整，直径 1～2cm。病人血浆醛固酮浓度与血浆 ACTH 的昼夜节律平行，而对血浆肾素的变化无明显反应。少数腺瘤病人取站立位后引起的肾素升高可导致醛固酮增多，称为肾素反应性腺瘤。原来认为是原醛症的主要病因，现在报道约占原醛症的 35%。

30. ACD 碘缺乏是引起地方性甲状腺肿的主要因素。血清 T_4、T_3、TSH 基本正常。碘缺乏病人 TT_4 可轻度下降，T_3/T_4 比值增高。血清 Tg 水平正常或增高，增高的程度与甲状腺肿的体积呈正相关。弥漫性甲状腺肿伴甲亢与单纯性甲状腺肿病人 ^{131}I 摄取率增高，后者服用 T_3 后，^{131}I 摄取抑制率 > 50%。

31. ACD 酸碱度（pH）是一项血液酸碱度的指标，pH 是血液内氢离子浓度（H^+）的负对数值，正常值为 7.35～7.45，平均 7.40。pH 增高（pH > 7.45）提示碱血症；pH 减低（pH 7.35）则为酸血症；血液 pH 值正常可能有三种可能：①酸碱平衡正常。②代偿期的酸碱平衡失常。③混合型酸碱平衡失常。pH 正常只说明血液中的酸碱度在正常范围内，不能排除酸碱的平衡失调可能。单凭一项 pH 仅能说明是否有酸或碱血症，只有结合其他酸碱指标，如二氧化碳分压（$PaCO_2$）、碳酸氢盐（HCO_3^-）、缓冲碱（BE）等及生化指标（如钾、氯、钙），才能正确判断是酸中毒、碱中毒还是复合型酸碱平衡紊乱。

32. DE 皮质醇本身有保钠排钾作用，库欣综合征的高血压一般为轻至中度，低血钾碱中毒的程度也较轻，但肾上腺皮质癌和异位 ACTH 综合征患者由于皮质醇分泌量的大幅度上升，同时盐皮质激素分泌增加，因而低血钾碱中毒的程度常比较严重。

33. ABDE Wolfram 综合征又称 DIDMOAD 综合征，是一种罕见的常染色体隐性遗传性疾病，大多数是由 WFS1 基因突变所致，其临床症状包括尿崩症、糖尿病、视神经萎缩、耳聋等。

34. ABCD 鞍区主要指以蝶鞍为中心的解剖范围，主要包括：鞍下方的蝶窦，鞍上方的视交叉、下丘脑；鞍旁（两侧）的海绵窦，鞍后方的斜坡上段骨质，鞍前方的眶尖；垂体柄通过鞍隔孔将下丘脑正中隆起与垂体相连，下丘脑位于垂体上方；垂体位于鞍内，下丘脑前方为视交叉，后方为乳头体，下底部为灰结节。

35. ABC 小剂量地塞米松抑制试验是确定是否为皮质醇增多症的必需试验，通过外源性糖皮质激素观察是否抑制垂体 ACTH 释放。CRH 兴奋试验对于库欣病和异位 ACTH 综合征这两种 ACTH 依赖性库欣综合征的鉴别诊断有重要价值，也可以用于诊断肾上腺皮质功能减退症，并能鉴别原发性还是继发性。ACTH 兴奋试验对于原发性肾上腺皮质功能减退症患者最具诊断价值，利用外源性 ACTH 对肾上腺皮质的兴奋作用，测定肾上腺皮质的最大反应能力，即储备功能，可以用来鉴别原发性与继发性肾上腺皮质功能减退。螺内酯及开博通试验主要是用以评估 RAAS 系统功能。

36. E 嗜铬细胞瘤可分泌过量儿茶酚胺，常引起阵发性高血压、持续性高血压伴阵发性发作或高血压与低血压交替发作，临床常表现为剧烈头痛、面色苍白或潮红、四肢发冷、恶心、呕吐、大量出汗、心悸、气急、视觉模糊及严重心律失常等。极少数患者因儿茶酚胺大量释放使胃肠壁内血管发生增殖性、闭塞性动脉内膜炎，造成肠坏死、出血、穿孔，引起腹部剧痛、休克等腹症表现，为嗜铬细胞瘤的少见临床征象。

37. ACE 胃大部切除术、2 型糖尿病早期常见餐后低血糖。

38. ABDE 类固醇激素、维生素 D、甲状腺激素均与核受体结合而发挥作用，而甲状旁腺素是甲状旁腺主细胞合成和分泌的单链多肽激素，通过作用于靶细胞膜上 PTHR1 发挥生物学作用。

39. CDE 对于甲状旁腺功能亢进症、实性肿瘤导致的高钙血症，糖皮质激素治疗无效。

40. ABCDE 甲状腺相关性眼病（TAO）的眼部表现：①眼睑征：是 TAO 的重要体征，主要包括眼睑肿胀、眼睑退缩（Dalrymple 征）、上睑迟落（Von Graefe 征）和瞬目反射减少，其中以眼睑回缩和上睑迟落为特征性表现。②眼球突出：多为轴性眼球突出。③复视及眼球运动障碍：TAO 可以使多条眼外肌受累，眼球运动障碍，出现复视。受累肌肉以下直肌、上直肌和内直肌多见，外直肌受累较少。病变晚期由于眼外肌纤维化，可使眼球固定在某一眼位。④结膜和角膜病变：结膜充血水肿，角膜可发生暴露性角膜炎、角膜溃疡。⑤视网膜和视神经病变：眶内组织水肿压迫，可导致压迫性视网膜和视神经病变发生。患者表现为视力降低，视野缺损；眼底可见视盘水肿或苍白，视网膜静脉迂曲扩张，视网膜水肿、渗出。

41. ABDE

库欣综合征的药物治疗

药名	作用机制	剂量	不良反应
密妥坦［O. P – DDD（Mitotane）］	抑制皮质醇合成中多种酶，可直接作用于肾上腺细胞	2～4g/d，分次口服	胃肠道反应、头晕、头痛、皮疹
氮基导眠能［氮鲁米特（aminoglutethamide）］	对皮质醇合成多种酶有抑制作用	0.5～1.0g/d，分次口服	轻度头痛、头晕、嗜睡、皮疹
甲吡酮（tmetyrapone）	11β – 羟化酶抑制药	0.6～1.0g/d，分次口服	轻度头痛、头晕
酮康唑（ketoconazole）	抑制皮质醇合成中多种酶	0.4～1.0g/d，从小剂量开始，分次口服	恶心、发热、肝功能受损，个别人对肝功损害重

42. DE Sheehan 综合征属于继发性肾上腺皮质功能减退症，是由于垂体功能减退引起促肾上腺皮质激素（ACTH）分泌不足，以致肾上腺皮质萎缩，皮质激素分泌相应减少。而肾上腺腺瘤自主分泌了大量的皮质激素，反馈性抑制了垂体的分泌功能，使血浆 ACTH 浓度降低。

43. BE 原发性甲状旁腺功能亢进是由于甲状旁腺本身病变引起的甲状旁腺素的合成和分泌过多引起的疾病，可表现为高钙血症、低磷血症、血碱性磷酸酶升高，因此血钙、血磷、血碱性磷酸酶、血 PTH 均是原发性甲状旁腺功能亢进症的常规检查项目。降钙素是用于诊断和监测甲状腺髓状癌的敏感标志物。

44. ABC 甲状旁腺功能减退可出现指端或口周麻木和刺痛，手足与面部肌肉痉挛，严重时出现手足搐搦（血清钙一般 <2mmol/L），典型表现为双侧拇指强烈内收，掌指关节屈曲，指骨间关节伸展，腕、肘关节屈曲，形成鹰爪状。有时双足也呈强直性伸展，膝关节与髋关节屈曲。发作时可有疼痛，但由于形状可怕，病人常异常惊恐，因此加重手足搐搦。有些轻症或久病病人不一定出现手足搐搦，其神经肌肉兴奋性增高，主要表现为面神经叩击征（Chvostek 征）阳性、束臂加压试验（Trousseau 征）阳性。

45. AC 运动员、健美爱好者的肌肉含量较大，体重指数较大，但反映不了其肥胖程度；肾病综合征患者可能会出现水肿症状，导致体重的增加，体重指数增加。此两种情况可能会出现过高估计。

三、共用题干单选题

46. A 患者怕热、多汗、心悸，甲状腺Ⅰ度弥漫性肿大，此为甲状腺功能亢进的典型临床表现。而青春期的甲亢还可导致生殖系统异常，比如女性月经稀少，男性乳房发育等以及影响心脏以及消化系统。因此该患者为甲状腺功能亢进引起的乳房发育。

47. E 胸部 X 线片主要看肺和心脏的病变，患者无明显心肺病变，不需要检查。

48. B 抗甲状腺药物（ATD）的适应证：①轻、中度病情；②甲状腺轻、中度肿大；③孕妇、高龄或由于其他严重疾病不适宜手术者；④手术前和 ^{131}I 治疗前的准备；⑤手术后复发且不适宜 ^{131}I 治疗者；⑥中至重度活动的 GO 病人。

49. E 患者中年男性，进行性乏力，反复性干咳，考虑是肺癌可能性大，患者血压高，轻度“满月脸”，下腹部两侧少量紫纹，考虑是库欣综合征，综合考虑是肺癌伴异位激素分泌综合征。

50. C 胸部 CT 能看到肺部占位，并且对占位的性质初步诊断，有助于肺癌的诊断。

51. D 皮质醇激素有保钠排钾的作用，会造成低钾血症，使患者出现乏力和软瘫，因此测定血钾和 24 h 尿钾有助于判断。

52. C 大剂量地塞米松抑制试验可鉴别库欣病还是其他病因所致库欣综合征，岩下窦采血测 ACTH 与外周血 ACTH 比较，是鉴别不典型、缓慢进展的异位 ACTH 综合征与库欣病的金标准。

53. C 血糖测定和口服葡萄糖耐量试验（OGTT）血糖升高是诊断糖尿病的主要依据，也是判断糖尿病病情和控制情况的主要指标。血糖值反映的是瞬间血糖状态，常用葡萄糖氧化酶法测定。抽静脉血或取毛细血管血，可用血浆、血清或全血。如血细胞比容正常，血浆、血清血糖数值比全血血糖可升高 15%。诊断糖尿病时必须用静脉血浆测定血糖，治疗过程中随访血糖控制情况可用便携式血糖计测定末梢血糖。当血糖高于正常范围而又未达到糖尿病诊断标准时，须进行 OGTT。OGTT 应在无摄入任何热量 8 小时后，清晨空腹进行，成人口服 75g 无水葡萄糖，溶于 250～300ml 水中，5～10 分钟内饮完，测定空腹及开始饮葡萄糖水后 2 小时静脉血浆葡萄糖。儿童服糖量按 1. 75g/kg 计算，总量不超过 75g。患者空腹血糖和糖化血红蛋白轻度增高，应进行 OGTT 试验。

54. E 患者空腹血糖和糖化血红蛋白轻度增高，应进行 OGTT 试验，明确诊断为空腹血糖受损。从患者血糖水平看，与尿糖水平和临床症状不平行，可能存在肾糖阈值降低的问题。

55. B 患者中年发病，症状持续 1 年，说明起病相对缓慢，符合 2 型糖尿病特点；但其无糖尿病家族史，无明显诱因出现酮症，不能排除成人隐匿型自身免疫性糖尿病（LADA），因此需要鉴别这两种类型的糖尿病。

56. E 免疫介导 1 型糖尿病：又称 1A 型糖尿病，其发病与人白细胞抗原（HLA）复合物基因 DQA 和 DQB 位点上的特殊单倍体或等位基因高度相关，最主要的环境诱发因素可能为感染（特别是病毒）、疫苗接种和饮食因素。通过检测自身抗体可以发现 β 细胞破坏的证据，包括谷氨酸脱羧酶自身抗体（GAD65）、酪氨酸磷酸酶样蛋白抗体（IA－2，IA－2β）、胰岛素自身抗体（IAA）和胰岛细胞胞质抗体（ICA）。GADA 在 T1DM 初诊时 70%～100% 阳性，T2DM 为阴性。近年在针对 1 型糖尿病免疫机制的研究中，又发现一系列胰岛相关自身免疫抗体，如糖蛋白抗体（CD38－Ab）、羧基肽酶 H 抗体（CPH－Ab）、SOX13 抗体（SOX13－Ab）等，涉及 1 型糖尿病发病前及发病后的不同自身免疫反应活动期，它们作为免疫学标志，对 1 型糖尿病也具有一定价值。

57. D 原醛症的发展可分为：①早期：仅有高血压，无低血钾症状，醛固酮分泌增多及肾素－血管紧张素系统受抑制，导致血浆醛固酮/肾素比值上升；②高血压，轻度钾缺乏期：血钾轻度下降或呈间歇性低血钾或在某种诱因下（如用利尿药）出现低血钾；③高血压，严重钾缺乏期。患者主诉“烦渴、多饮、多尿 1 个月余”，不符合原发性醛固酮增多症的临床表现，可排除原发性醛固酮增多症。

58. B 尿崩症的主要临床表现为多尿、烦渴与多饮，起病常较急，一般起病日期明确。24 小时尿量可多达 4～10L，一般不超过 18L。禁水－加压素试验是比较禁水前后及使用血管加压素前后的尿渗透压变化。禁水一定时间，当尿浓缩至最大渗透压而不能再上升时，注射加压素。正常人注射外源性 AVP 后，尿渗透压不再升高，而中枢性尿崩症病人体内 AVP 缺乏，注射外源性 AVP 后，尿渗透压明显升高。为明确是否存在尿崩症，禁水－加压素试验是首选方法。

59. E 正常人禁水后体重、血压、血浆渗透压变化不大，尿渗透压可 > 800mOsm/（kg · H_2O），注射加压素后，尿渗透压升高不超过 9%，精神性多饮与正常人相似；中枢性尿崩症患者禁水后体重下降 > 3%，严重者可有血压下降、烦躁不安等，其中部分性中枢性尿崩症患者血浆渗透压平均值不高于 300mOsm/（kg · H_2O），尿渗透压可稍高于血浆渗透压，注射加压素后尿渗透压可继续上升，完全性中枢性尿崩症患者血浆渗透压平均值 > 300mOsm/（kg · H_2O），尿渗透压低于血浆渗透压，注射加压素后尿渗透压升高超过 9% 甚至成倍升高；肾性尿崩症患者禁水后尿液不能浓缩，注射加压素后仍无反应。

60. B 治疗上，弥凝（1－脱氨－8－右旋－精氨酸血管加压素）增强抗利尿作用而缩血管作用较弱，是目前最理想的抗利尿药；氢氯噻嗪可使尿中排钠增多，体内缺钠，肾近曲小管水重吸收增加，使到达远曲小管的原尿减少，因而尿量减少；氯磺丙脲可刺激垂体释放 AVP，并加强 AVP 的水重吸收作用，但对肾性尿崩症无效；卡马西平能刺激 AVP 分泌，使尿量减少。螺内酯是醛固酮受体拮抗剂，对尿崩症治疗无效。

61. B 代谢性酸中毒临床表现：①呼吸深而快，呼出气有酮味。②患者面部潮红、心率加快、血压偏低，可出现神志不清或昏迷。③有对称性肌张力减退、腱反射减弱或消失。④常伴严重缺水症状。⑤易发生心律失常、急性肾衰竭、休克。⑥尿液酸性。体征：深快呼吸。血 pH 下降，HCO_3^- 下降。患者输库存血后，血钾升高，细胞内外钾离子和氢离子交换，结合临床表现呼吸深快，烂苹果味。实验室检查动脉血 pH 7.2，血浆 HCO_3^- 17mmol/L，考虑代谢性酸中毒。

62. A 诊断要点：一、当血清钾超过 5.5mmol/L 时，称为高钾血症。库存血因含 ATP 低，钠钾泵失调，导致血中钾离子浓度升高。二、酸中毒的临床表现为：①呼吸加深加快，呼气中有烂苹果气味；②精神萎靡、头晕、嗜睡；③心率增快、血压偏低、口唇呈樱红色。三、高钾血症心电变化特征：T 波高尖（典型表现），Q－T间期延长，随后 QRS 波群增宽，P－R 间期延长。

63. D 嗜铬细胞瘤的临床表现以心血管症状为主，兼有其他系统的表现。心血管系统最主要的表现为高血压，有阵发性和持续性两型，持续性者亦可有阵发性加剧。①阵发性高血压型：为特征性表现。发作时血压骤升，收缩压可达 200～300mmHg，舒张压亦明显升高，可达 130～180mmHg，伴剧烈头痛，面色苍白，大汗淋漓，心动过速，心前区及上腹部紧迫感，可有心前区疼痛、心律失常、焦虑、恐惧感、恶心、呕吐、视物模糊、复视。②持续性高血压型：对高血压病人有以下情况者，要考虑嗜铬细胞瘤的可能性：对常用降压药效果不佳，但对 α 受体拮抗药、钙通道阻滞剂有效；伴交感神经过度兴奋（多汗、心动过速），高代谢（低热、体重降低），头痛，焦虑，烦躁，伴直立性低血压或血压波动大。诊断方式有血、尿儿茶酚胺及其代谢物测定。持续性高血压型病人尿儿茶酚胺及其代谢物香草基杏仁酸（VMA）及甲氧基肾上腺素（MN）和甲氧基去甲肾上腺素（NMN）均升高，常在正常高限的两倍以上，其中 MN、NMN 的敏感性和特异性最高。阵发性者平时儿茶酚胺可不明显升高，而在发作后才高于正常，故需测定发作后血或尿儿茶酚胺。摄入咖啡、可乐类饮料及左旋多巴、拉贝洛尔、普萘洛尔、四环素等药物可导致假阳性结果；休克、低血糖、高颅内压可使内源性儿茶酚胺增高。

64. D 对于瘤体明确的嗜铬细胞瘤，手术切除瘤体可使大部分患者痊愈。

65. C 苄胺唑啉为 α 受体阻滞剂，可迅速缓解嗜铬细胞瘤发作时儿茶酚胺带来的升压效果。

四、案例分析题

66. C FT_4、FT_3正常，TSH 高，诊断为亚临床甲状腺功能减退症。

67. ABCEFH 亚临床甲状腺功能减退症主要依赖实验室诊断，所以首先要排除其他原因引起的血清 TSH 增高：①TSH 测定干扰：被检者存在抗 TSH 自身抗体可以引起血清 TSH 测定值假性增高；②低 T_3 综合征的恢复期：血清 TSH 可以增高至 5～20mU/L，机制可能是机体对应激的一种调整；③中枢性甲减的 25% 病例表现为轻度 TSH 增高（5～10mU/L）；④肾功能不全：10.5% 的终末期肾病患者有 TSH 增高，可能与 TSH 清除减慢、过量碘摄入、结合于蛋白的甲状腺激素的丢失有关；⑤糖皮质激素缺乏可以导致轻度 TSH 增高；⑥生理适应：暴露于寒冷中 9 个月，血清 TSH 升高 30%～50%。

68. ABDF 亚临床甲状腺功能减退症的主要危害是：①血脂代谢异常及其导致的动脉粥样硬化：部分学者认为，亚临床甲减是缺血性心脏病发生的危险因素，本病可以引起脂类代谢紊乱和心脏功能异常。②发展为临床甲减：英国 Whickham 前瞻性研究证实，单纯甲状腺自身抗体阳性、单纯亚临床甲减、甲状腺自身抗体阳性合并亚临床甲减每年发展为临床甲减的发生率分别为 2%、3% 和 5%。③妊娠期亚临床甲减影响后代智力：近年来，妊娠早期母体亚临床甲减对胎儿脑发育第一阶段的影响备受关注。在胎儿甲状腺功能完全建立之前（即妊娠 20 周以前），胎儿脑发育所需的甲状腺激素全部来源于母体，母体的甲状腺激素缺乏可以导致后代的神经智力发育障碍。

69. C 甲减一般不能治愈，需要终生替代治疗。但是也有桥本甲状腺炎所致甲减自发缓解的报告。通常使用左甲状腺素（$L-T_4$），$L-T_4$ 治疗主要的优点是在周围组织 $L-T_4$ 作为“激素原”可以在正常生理范围内继续通过脱碘机制保持组织对 T_3 的需求。患者已发展为临床甲减，应予 $L-T_4$治疗。

70. D $L-T_4$ 治疗的剂量取决于患者的病情、年龄、体重和个体差异。成年患者 $L-T_4$ 替代剂量 50～200μg/d，平均 125μg/d。按照体重计算的剂量是 1.6～1.8μg/（kg·d）；儿童需要较高的剂量，大约 2.0μg/（kg·d）；老年患者则需要较低的剂量，大约 1.0μg/（kg·d）；妊娠时的替代剂量需要增加 30%～50%；甲状腺癌术后的患者需要大剂量替代治疗，大约 2.2μg/（kg·d），控制 TSH 在防止肿瘤复发需要的水平。肥胖者不应根据其体重提高药物剂量，而应根据其净体重给药。

71. A Klinefelter 综合征是一种较常

见的性染色体畸变的遗传病。本病特点为患者呈类无睾身材、男性乳房发育、小睾丸、无精子及尿中促性腺激素增高等。结合题干，该患者有乳腺发育，无腋毛，阴毛少许，小睾丸等表现，首先考虑 Klinefelter 综合征。

72. C Klinefelter 综合征是一种性染色体畸变的遗传病，故需完善染色体核型分析。

73. A Klinefelter 综合征性染色体为 47，XXY，即比正常男性多了 1 条 X 染色体，因此本病又称为 47，XXY 综合征。染色体核型可作为本病的确诊依据。

74. BDEF Klinefelter 综合征治疗措施包括雄激素替代治疗，心理及遗传咨询等辅助治疗。雄激素替代治疗对病人生育能力无改变，但体外授精技术可以帮助病人生育。

75. CF 雄激素替代治疗的禁忌证：①伴乳腺癌或前列腺癌；②前列腺可触及结节或质地坚硬，或前列腺特异性抗原 PSA > 3ng/ml 而未行进一步泌尿外科检查；③红细胞增多症（血细胞比容 > 50%）；④高黏血症；⑤未经治疗的睡眠呼吸阻塞综合征；⑥严重下尿路症状，国际前列腺症状评分（IPSS） > 19；⑦NYHA 心功能分级Ⅲ ~ Ⅳ级。

76. C 弥漫性毒性甲状腺肿（Graves 病）是一种自身免疫性疾病，临床表现并不限于甲状腺，而是一种多系统的综合征，包括高代谢症候群、弥漫性甲状腺肿、眼征、皮损和甲状腺肢端病。多数患者同时有高代谢症和甲状腺肿大。结合题干，该年轻男性患者，存在甲状腺功能亢进症状，甲状腺弥漫性肿大，胫前黏液性水肿，眼裂增宽等症状，应考虑 Graves 病。

77. D 浸润性突眼是 Graves 病特征性症状之一，主要由于眼外肌和球后组织体积增加、淋巴细胞浸润和水肿所致。

78. ACDEF 胫前黏液性水肿属于自身免疫性疾病，常与浸润性突眼并存，光镜下，病变皮肤可见黏蛋白样透明质酸沉积，伴多数带有颗粒的肥大细胞、吞噬细胞和成纤维细胞浸润。电镜下见大量微纤维伴糖蛋白及酸性糖胺聚糖沉积。患有弥漫性甲亢者、服用甲状腺药物者及做过颈部放射治疗或甲状腺切除手术者均有可能出现该表现。

79. D Graves 眼症分级：0 级无症状或体征；1 级无症状，仅有体征。体征有上眼睑挛缩、凝视，下视时上睑下垂慢于眼球的下移等。突眼度在 18mm 以内；2 级软组织受累，有症状和体征。如异物感、多泪、畏光、结膜水肿、流泪和眼睑增厚等；3 级眼球突出，突眼度大于 18mm；4 级眼外肌受累；5 级角膜受累；6 级视神经受累，视力下降。

80. A 控制甲亢的基本方法为：抗甲状腺药物治疗、放射性核素碘治疗、手术治疗和介入栓塞治疗。四者中以抗甲状腺药物疗法方便、安全，应用广，故首选抗甲状腺药物治疗。

81. ABCEF 停药指征是甲状腺功能正常和 TRAb 阴性。患者需门诊定期随访，复查血常规，肝功能及甲状腺功能。抗甲状腺药物治疗后，症状缓解到突眼和甲状腺肿减轻，可加少量甲状腺激素。

82. AF 闭经（amenorrhea），是指无月经或月经停止。分为原发性和继发性。原发性闭经是指年龄超过 16 岁、女性第二性征已发育、月经还未来潮，或 14 岁无女性第二性征发育者；继发性闭经是指曾建立正常月经，在正常绝经年龄前的任何时间（除外妊娠或哺乳）月经停止来潮 6 个月，或按自身原来月经周期计算停经3个周期以上者。闭经只是一种症状，诊断时必须寻找闭经的原因，确定病变环节，然后再确定是何种疾病所引起。详细询问月经史，发病前有无任何导致闭经的诱因如精神因素、环境改变、体重变化、剧烈运动、各种疾病及用药情况等，已婚妇女询问生育史、是否有人流手术史及产后并发症等。结合题干，该女性患者闭经1年，心肺腹查体未见异常，首先需完善分娩史及产褥情况，寻找闭经原因。

83. ABDEF 闭经只是一种症状，诊断时必须寻找闭经的原因，确定病变环节，然后再确定是何种疾病所引起。查体需重点关注是否泌乳，排除催乳素瘤。

84. D 催乳素瘤是由垂体催乳素细胞瘤分泌过量催乳素（PRL）导致的下丘脑－垂体疾病中常见的一种疾病，育龄女性典型症状为闭经、溢乳、不育三联症，需完善PRL和皮质醇的测定，排除催乳素瘤。

85. E 促甲状腺激素释放激素（TRH）兴奋试验：静脉注射TRH 200～400μg，正常非孕妇女、正常产妇及垂体PRL瘤患者血PRL水平分别升高4、2及1倍左右，PRL峰值前者为数十，而后二者为数百。PRL到达峰值时间：90%以上前二者在注药20分后，而2/3垂体PRL瘤患者在注药60～180分后。全面分析以上三指标有助于诊断及鉴别诊断高PRL血症，但对药物引起的高PRL血症可能帮助不大。因此TRH兴奋试验最有助于催乳素瘤诊断的检查。

86. B 患者青年女性，既往有甲亢病史，经“药水”治疗后出现怕冷、乏力、嗜睡、记忆力减退、体重增加等甲减症状，考虑当年治疗药物为放射性^{131}I，甲状腺滤泡被破坏后引起原发性甲状腺功能减退症。甲减患者机体代谢率下降，常见的临床表现主要包括：①能量代谢：基础体温降低、怕冷；②皮肤及附属：黏液性水肿、假面具脸、表情淡漠、皮肤苍白干燥，腋毛和阴毛稀疏脱落；③神经精神系统：嗜睡、乏力、记忆力减退；④肌肉和关节：肌肉松弛无力；⑤心血管系统：心包积液、T波低平或倒置；⑥消化系统：食欲减退、体重增加、肠蠕动减少、便秘；⑦生殖系统：月经周期紊乱、经量增多，流产、早产概率大。

87. DEH 原发性甲减主要实验室检查异常包括：轻至中度贫血；血清胆固醇、甘油三酯、LDL－C、同型半胱氨酸、CK、LDH增高；HDL－C降低；高胡萝卜素血症；糖耐量低平曲线；心包积液；T波低平或倒置等。

88. BDEH 诊断要点：①血清TSH：对于原发性甲减，TSH升高是最敏感的指标。②T_3、T_4：不管何种类型甲减，血清TT_4和FT_4减低是临床甲减诊断必备的条件。轻症患者血清TT_3、FT_3可在正常范围，重症患者则降低。T_4降低而T_3正常可视为早期甲减的表现。但是，部分患者血清T_3正常而T_4降低，也可能是甲状腺在TSH刺激下或碘不足情况下合成生物活性较强的T_3相对增多，或周围组织中的T_4较多地转化为T_3的缘故。此外，在患严重疾病且甲状腺功能正常的病人及老年正常人中，血清T_3可降低，故T_4浓度在诊断上比T_3浓度更为重要。由于总T_3、T_4受TBG的影响，故测定FT_3、FT_4比TT_3、TT_4更敏感、准确。亚临床型甲减患者仅有血清TSH升高，TT_4或FT_4正常。③TRH兴奋试验：原发性甲减基础TSH升高，TRH刺激后TSH升高更明显。④反T_3（rT_3）：在甲状腺性及中枢性甲减中降低，在周围性甲减中可能增高。

89. F 正常甲状腺病态综合征又称低 T_3 综合征，指非甲状腺疾病原因引起的伴有低 T_3 的综合征，严重的全身性疾病、创伤和心理疾病等都可能导致甲状腺激素水平的改变，主要表现为血清 TT_3、FT_3 水平减低，rT_3 水平增高，TT_4、FT_4、TSH 水平可正常，疾病的严重程度一般与 T_3 降低的程度相关，病情危重时也可出现 T_4 水平降低，由于 T_4 的内环脱碘酶被激活，T_4 转换为 rT_3，故血清 rT_3 水平增高。

90. CD 甲减一般不能治愈，需要终生替代治疗。但是也有桥本甲状腺炎所致甲减自发缓解的报告。通常使用左甲状腺素（$L-T_4$），$L-T_4$ 治疗主要的优点是在周围组织 $L-T_4$ 作为“激素原”可以在正常生理范围内继续通过脱碘机制保持组织对 T_3 的需求。干甲状腺片是动物甲状腺的干制剂，因其甲状腺激素含量不稳定和 T_3 含量过高已很少使用。但是，过去几十年里，干甲状腺片成功治疗了甲减患者。干甲状腺片里 T_3 与 T_4 的比值明显高于正常人类甲状腺内的比值（1∶11）。

91. G 妊娠前已经确诊的甲减，需要调整 $L-T_4$ 剂量，使血清 TSH 达到正常值范围内，再考虑怀孕。妊娠期间，$L-T_4$ 替代剂量通常较非妊娠状态时增加 30% ~ 50%。既往无甲减病史，妊娠期间诊断为甲减，应立即进行 $L-T_4$ 治疗，目的是使血清 TSH 尽快达到妊娠时特异性正常值范围。国外部分学者提出这个范围应当是 0.3 ~2.5mU/L。达标的时间越早越好（最好在妊娠 8 周之内）。每 2 ~4 周测定一次 TSH、FT_4、TT_4，根据监测结果，调整 $L-T_4$ 剂量。TSH 达标以后，每 6 ~8 周监测一次 TSH、FT_4 和 TT_4。

92. ABG 黏液性水肿昏迷是一种罕见的危及生命的重症，是由于严重、持续的甲状腺功能减退症进一步恶化所致，多见于老年患者，通常由并发疾病所诱发，临床表现为嗜睡、精神异常、木僵甚至昏迷，皮肤苍白、低体温、心动过缓、呼衰及心衰等。治疗上需要去除诱因、保温、辅助呼吸，补充甲状腺激素（$L-T_4$ 治疗后症状无改善者可改用 T_3），静脉滴注氢化可的松，低血压和贫血严重者还需要输注全血。

93. D 酗酒及暴饮暴食被公认为是痛风相关的诱因。痛风是一种结晶沉积性疾病，其临床表现与尿酸钠盐结晶的形成和清除密切相关，一旦结晶从沉着部位落入关节腔或滑液囊，便迅速被单核细胞和巨噬细胞吞噬，诱发急性炎症反应。关节疼痛是急性关节炎期主要的临床表现。初次发病时绝大多数仅侵犯单个关节（85% ~ 90%），其中以第一跖趾关节最为常见（50% ~70%），其他受累关节根据发生频率依次为足背、踝、膝、指、腕等关节。文献报道初次发作即为多关节受累仅为 3% ~14%，且多为老年患者。发作时受累关节及周围软组织呈暗红色，明显肿胀，局部发热，刀割样疼痛剧烈难忍，常有关节活动受限。还可伴有痛风性滑囊炎、肌腱炎和腱鞘炎。结合题干患者出现右足第一趾疼痛难忍，伴红肿。可能诊断为痛风性关节炎。

94. E 血尿酸测定以尿酸酶法应用最广，我国《原发性痛风诊疗指南（草案）》推荐的血尿酸参考值：男性为 210 ~ 416μmol/L；女性为 150 ~ 357μmol/L，绝经期后接近男性。痛风性关节炎急性发作期血尿酸值常升高，但少数患者发作时血尿酸测定正常。由于尿酸主要由肾脏排出体外，当肾小球滤过功能受损时，尿酸即潴留于血中，故血尿酸不仅对诊断痛风有帮助，而且是诊断肾损害严重程度的敏感指标。检测时应在清晨空腹抽血测定血中尿酸，即空腹8h以上。进餐，尤其是高嘌呤饮食可使血尿酸偏高。在抽血前1周，停服影响尿酸排泄的药物。抽血前避免剧烈运动，因剧烈运动可使血尿酸增高。由于血尿酸有时呈波动性，一次检查正常不能排除高尿酸血症，必要时应反复进行。

95. GH 尿酸是嘌呤分解代谢的最终产物，主要由肾脏随尿液排出体外。尿酸有两种存在形式，一为烯醇式，一为酮式。尿酸的烯醇式具有酸性，主要以其钠、钾等盐类形式排泄于尿中。健康成年人体内尿酸含量约为1.1g，其中约15%存在于血液中，血液中尿酸经肾小球滤过后，98%～100%在近端肾小管重吸收。高尿酸血症的发生是一个复杂的过程，涉及遗传学、分子生物学等诸多领域以及产物酶、膜分子、炎性因子等很多方面，并且与身体其他器官的疾病状态有很大的关系。无论机制如何，一旦机体的尿酸清除能力不足以代偿血中尿酸的升高就会发生高尿酸血症。进一步导致痛风发生的概率增加。

96. BEH 一般认为，当高尿酸血症发展形成组织器官的临床病变，如关节炎、肾结石时才称为痛风。当尿酸持续高浓度或急剧波动时，呈过饱和的血尿酸就会结晶沉积在组织中，引起痛风的症状和体征。

97. A 高尿酸血症不一定都会发展至痛风，具体机制不明。痛风可分为原发性和继发性两种，原发性占绝大多数。急性关节炎是原发性痛风最常见的首发症状。以第一跖趾关节为好发部位，第一次发作通常在夜间。

98. DE 尿酸盐沉积在软骨、滑膜、肌腱和软组织中形成痛风石，痛风石的形成是进入慢性关节炎期的重要标志。痛风石的形成率和高尿酸血症的严重程度及持续时间有关，肾脏的严重病变和利尿药的运用会增加痛风石的形成率。痛风石可见于关节内、关节周围、皮下组织及内脏器官等。以耳廓及跖趾、指间、掌指、肘等关节较常见，亦可见于尺骨鹰嘴滑车和跟腱内，少数在眼睑、主动脉、心瓣膜、心肌等。痛风石隆起于皮下，外观为芝麻大小到鸡蛋大小不等的黄白色赘生物，表面菲薄，经皮肤破溃排出白色粉末状或糊状物，可检出含白色粉末状的尿酸盐结晶，所形成的溃疡不易愈合，由于尿酸有抑菌作用，因此继发感染少见。痛风石形成于关节内，可造成关节软骨及骨质侵蚀破坏、增生、关节周围组织纤维化，出现持续关节肿痛、强直、畸形，甚至骨折。

99. CDE 急性痛风性关节炎期的治疗目标：①立即采用药物加非药物的治疗尽快终止发作；②尽早开始搜索、评估并且控制痛风可能的伴发疾病，如糖尿病、高血压、血脂紊乱和心血管疾病等。药物治疗即持续1～2周的缓解关节疼痛和抗炎治疗。急性痛风性关节炎治疗的药物包括以下几种：①非甾体类抗炎药（NSAID）：急性痛风性关节炎最常用的一线药物，包括吲哚美辛等非选择性的环氧化酶抑制药，亦可选用选择性的环氧化酶抑制药，如美洛昔康。②秋水仙碱：可抑制炎性细胞趋化，对控制炎症、止痛有特效，大部分患者于用药后24h内疼痛可明显缓解。③糖皮质激素：通常用于秋水仙碱和非甾体类抗炎药无效或不能耐受者以及难治性痛风患者。关节腔内注射糖皮质激素对单关节的痛风性关节炎有很好的疗效。④白介素-1(IL-1)受体拮抗药：最近研究发现NALP3炎症小体/IL-1通路在晶体诱导的关节炎发生中发挥重要作用，尿酸盐晶体通过活化 NALP3、促进 IL－Iβ 的合成导致炎症反应。⑤其他：在传统药物治疗疼痛仍不能完全缓解的情况下可用阿片类镇痛药辅助镇痛。为避免血尿酸水平的剧烈波动，在急性痛风性关节炎发作前未使用别嘌醇的患者发作时不宜使用别嘌醇。但发作前即规律使用别嘌醇的患者，急性发作期应继续使用而其他急性期的常规治疗不变。

100. CF　痛风忌进高嘌呤食物、戒酒、多饮水以碱化尿液，可使用抑制尿酸合成药物，如别嘌醇、非布司他，以及促尿酸排泄药物（苯溴马隆）。

全真模拟试卷（三）答案解析

一、单选题

1. E 低密度脂蛋白英文是 Low Density Lipoprotein，缩写为 LDL。

2. A 亚急性甲状腺炎一般起病前 1～3 周常有病毒性咽炎等症状，甲状腺区发生明显疼痛，可放射至耳部。查体甲状腺轻至中度肿大。结合题干患者颈部隐痛 1 周，向耳部放射，甲状腺Ⅱ度弥漫性肿大，轻度触痛，最可能的诊断是亚急性甲状腺炎。

3. C 短期呕吐多为等渗性失水，二氧化碳结合力低，因此为代谢性酸中毒。

4. A Addison 病时 ACTH 兴奋试验表现为无反应，为确诊依据。

5. E 妊娠期甲亢手术治疗选择在妊娠中期，4～6 月份进行。

6. E 原发性甲减的实验室检查：甲状腺摄碘率下降、血清 TSH 升高、FT_4 降低、贫血多见。

7. C GD 的治疗方式主要是抗甲状腺药物、放射碘和手术治疗。

8. D Cushing 病时血浆肾素水平降低。

9. B 支气管哮喘是由多种细胞特别是肥大细胞、嗜酸性粒细胞和 T 淋巴细胞参与的慢性气道炎症。

10. D 如红细胞比容正常，血浆、血清血糖比全血血糖高 15%。

11. C 催乳素瘤患者女性多见，也可见于男性，临床表现有停经、泌乳、不育、有催乳素的过度分泌、男性不育，治疗首选溴隐亭。

12. A 干啰音产生机制：由于气管、支气管狭窄或部分阻塞，空气吸入或呼出时产生湍流所产生，发生于较大支气管时，称为鼾音，特点是音调低、响度大；发生于较小支气管时，称为“笛音”或“飞箭音”，特点是声音尖锐、短促、音调高。

13. E 女性毛发脱落病人主要询问月经生育史及其伴随症状以明确是否为 Sheehan 综合征。

14. D 放射性核素有强致畸作用，故禁用于妊娠。

15. C 垂体瘤压迫鞍隔可引起头痛，压迫视交叉可引起视力减退、视野缺损，向上影响下丘脑可引起性欲减退、睡眠、食欲异常等。

16. B 正常健康女性静脉注射 TRH 后，PRL 较用药前升高 5～10 倍，TSH 升高 2 倍；而垂体催乳素瘤的患者 PRL 升高不到 1 倍。

17. C 合并重症感染、消耗性疾病、肾病、神经病变、急性心肌梗死、脑卒中的糖尿病患者应首选胰岛素治疗。患者老年女性，突发急性心梗，目前意识模糊，血糖过高，不能规律饮食，应在补液的基础上予小剂量胰岛素持续静脉应用，并及时根据血糖调整滴速，防止低血糖发生。

18. A 原发性甲状旁腺功能亢进症是由于甲状旁腺本身病变引起的甲状旁腺素合成、分泌过多导致的钙、磷和骨代谢紊乱的一种全身性疾病，表现为骨吸收增加所致的骨骼病变、肾结石、高钙血症和低磷血症等，患者为中年女性，有反复发作的尿路结石、骨痛，X 线示骨膜下皮质吸收，实验室检查有高钙血症、碱性磷酸酶升高，故诊断上基本可以确定。

19. A 某些肿瘤组织合成并自主性释放抗利尿激素，最多见的为肺燕麦细胞癌，约80%抗利尿激素分泌失调综合征（SIADH）患者由此引起。

20. D 完整的内分泌疾病的诊断应包括下列三个方面：①功能诊断；②病理诊断（定位及定性）；③病因诊断。详细的病史和全面体格检查经常可以提供有重要意义的线索，功能诊断常常通过病史、查体及化验就可以明确，而其他相对较为复杂。

21. D 原发性醛固酮增多症是由醛固酮分泌增多而使肾素-血管紧张素系统受抑制，但不受钠负荷调节的疾病，通常表现为高血压、低血钾、低血浆肾素及高血浆醛固酮水平。

22. A 多发性内分泌腺瘤病属于常染色体显性遗传病。

23. B 如果酸中毒时排出碱性尿，则称为反常性碱性尿，主要见于高钾血症，其次可见于肾小管性酸中毒、碳酸酐酶抑制剂服用过多等情况。

24. E 肾上腺皮质功能减退可因为糖皮质激素的排水作用而出现原发性的低钠高钾血症，而其他选项均可引起低血钾。

25. A 异位激素是非分泌腺体异常分泌的激素，不仅包括肽类和蛋白质激素，也有氨基酸类和类固醇类激素。

二、多选题

26. ABCD 每日食盐摄取量10g左右，如有大汗、腹泻等情况时应酌情增加。防止过度劳累，预防感染或肾上腺危象的发生。

27. ABCD 甲状腺功能减退症属于APS Ⅰ型的表现。其余均为APS Ⅱ型的表现。

28. BCDE 代谢性碱中毒动脉血气分析：①代偿期：血液pH在正常范围，HCO_3^-、BE有一定程度增高；②失代偿期：血液pH>7.35，HCO_3^-明显增高，$PaCO_2$正常或代偿性增高。此外，SB、AB、BB、BE增加。

29. CDE 血清T_4、T_3、TSH基本正常。碘缺乏病人TT_4可轻度下降，T_3/T_4比值增高。

30. ACD 甲状旁腺功能减退症是指甲状旁腺素分泌过少和（或）效应不足引起的一组临床综合征。其特点是手足抽搐、癫痫样发作、低钙血症和高磷血症。临床常见类型有特发性甲状旁腺功能减退症、继发性甲状旁腺功能减退症、低血镁性甲状旁腺功能减退症，少见类型包括假性甲状旁腺功能减退症等。

31. ABCD 有助于确诊GHD的有身材矮小，生长速度延缓，身高低于同性别、同年龄平均身高的2SD，ITT激发试验GH峰值<10μg/L，3岁至青春期的生长速度为每年身高增长<4cm。

32. ABCDE 药物治疗适应于已有骨质疏松症（T≤-2.5）或已发生过脆性骨折；或已有骨量减少（-2.5<T<-1.0）并伴有骨质疏松症危险因素者。目前，用于骨质疏松症的药物大致分为两类：骨吸收抑制剂和促进骨形成药物。

33. CE 抗利尿激素分泌失调综合征（SIADH）的常见病因主要为恶性肿瘤、呼吸系统和神经系统疾病、炎症、药物和外科手术，其中恶性肿瘤多属于产肽激素瘤，最多见者为小细胞未分化肺癌，约50%的小细胞未分化肺癌患者血浆AVP升高，约2/3患者可表现水负荷排出受损，常伴其他激素分泌增多和相应症状，治疗上首选限水，对非低容量性低钠血症患者安全有效，只有异常严重且发展快的低钠血症才适当应用高钠，但应控制血钠纠正速度，防止低钠血症纠正过快造成中枢神经系统脱髓鞘病变。

34. ABC 胰岛素治疗后空腹高血糖原因：夜间胰岛素效应不足；Somogyi 效应即低血糖后反应性高血糖，胰岛素应减量；黎明现象即胰岛素拮抗激素的分泌高峰致清晨血糖升高，应增加胰岛素用量。

35. ABCDE 生长激素缺乏性侏儒症（GHD）的病因可分为特发性与器质性，其中器质性 GHD 又分为先天性与获得性。特发性 GHD 患者往往有围产期病史，如早产、难产、严重窒息、发绀、胎位不正等。先天性 GHD 包括遗传性 GH 或 GHRH 基因缺失、面中线发育不全、伴先天性 GHD 复杂综合征、胎儿期感染、GH 无活性综合征、GH 功能缺陷等。获得性 GHD 的病因包括下丘脑垂体区肿瘤、颅内肿瘤、颅外肿瘤治疗后及创伤等。

36. BDE 腺垂体功能减退症的处理包括原发病治疗和激素替代治疗，由垂体或邻近部位肿瘤所致者，经成功的手术、放疗等方式解除垂体压迫，激素分泌功能可能部分或全部恢复。激素替代治疗一般予靶腺激素生理分泌量，并尽量模拟生理节律给药，如遇手术、感染、创伤等应激状态，需要适当增加糖皮质激素剂量。由于甲状腺素可加快肾上腺皮质激素的代谢，如果先补充甲状腺素可能诱发肾上腺危象，因此应先补充肾上腺皮质激素，再补充甲状腺激素。垂体性甲减患者 TSH 水平不高，因此 TSH 不能作为甲状腺激素替代是否合适的指标。

37. BD 大多数情况下，最好的纠正速度约为每小时升高 0.5mmol/L（每 24 小时应 < 12mmol/L），直到血清钠浓度达到 120 ~ 125mmol/L。对于脱髓鞘病变易患性的个体，血清钠上升速度应当更慢。

38. ABCDE 生长激素瘤患者的 GH 分泌丧失昼夜节律性，24 小时 GH 水平总值较正常人高 10 ~ 15 倍，分泌脉冲数增加 2 ~ 3 倍，基础 GH 水平增加达 16 ~ 20 倍。血 IGF－1 可作为生长激素瘤筛选、疾病活动及预后评价的指标，在疾病活动期增高，成功治疗后恢复至正常。口服葡萄糖耐量后 GH 抑制试验为临床确诊肢端肥大症和巨人症的金标准。GHRH 兴奋试验、TRH 兴奋试验、多巴胺抑制试验、精氨酸抑制试验等对诊断肢端肥大症均有一定价值。垂体 MRI 检查为首选的影像学检查手段。

39. ABCD 垂体 PRL 细胞分泌储备功能评价，可为催乳素瘤病变部位提供有价值的定位诊断依据，但不作为主要诊断依据。

40. ABCDE 继发性高脂血症系指由于其他原发疾病所引起者，这些疾病包括：糖尿病、肝病、甲状腺疾病、肾脏疾病、胰腺、肥胖症、糖原累积症、痛风、Addison 病、库欣综合征、异常球蛋白血症等。长期服用某种药物导致的高脂血症，如：避孕药、激素类药物、利尿剂、α 受体阻滞剂、β 受体阻滞剂、抗精神病药等。

41. ACD 嗜铬细胞瘤高血压发作时体内分泌大量的儿茶酚胺，造成头痛、心悸、出汗三联征。

42. BDE 肾上腺皮质功能减退症时皮质激素替代治疗原则：①长期坚持。②尽量替代个体化，但是激素用量应合适，以达到缓解症状的目的，避免过度增重以及骨质疏松等激素不良反应。③对原发性肾上腺皮质减退症患者必要时补充盐皮质激素。④应激时应增加激素剂量，有恶心、呕吐不能进食时应静脉给药。

43. ABCDE 血管升压素分泌失调即抗利尿激素分泌不当综合征，其中异源性 AVP 分泌中，小细胞型肺癌最多见。部分患者在肿瘤未出现/未能检出之前出现低钠血症（副肿瘤综合征），当血钠下降较快，或下降至 90 ~ 105mmol/L，可出现严重水肿的精神系统症状，可伴有神志错乱、昏迷，需立即抢救。根据尿钠排泄情况，予以每小时 3% 氯化钠 1 ~ 2mg/kg 补充钠的丢失以缓解症状。SIADH 是否消失可以用于监测和评估肿瘤的治疗效果。限制饮水可作为诊断或治疗方法，饮水量限制在 0.8 ~ 1.0L/d，症状即可好转，体重下降。地美环素即去钾金霉素，可以作为 AVP 拮抗剂，可以抑制异源性 AVP 分泌，可于 1 ~ 2 周内缓解低钠血症。

44. BE 先天性肾上腺皮质增生是由于酶缺陷引起皮质醇合成不足，继发性导致肾上腺皮质增生。其中 21 - 羟化酶缺陷症最常见，CYP11 缺陷症和 3β - HSD 缺陷症次之，CYP17 缺陷症和类固醇激素合成急性调节蛋白缺陷症罕见。

45. BDE 急性痛风发作首选镇痛、抗炎药物对症治疗，病情缓解 1 ~ 2 周后开始长期降尿酸治疗，急性期应用降尿酸治疗可加速尿酸沉积，导致疼痛加重。

三、共用题干单选题

46. B 高渗性昏迷严重失水，应积极补液。

47. C 高渗性昏迷多见于老年人，临床表现为：①口渴多饮多尿数日或数周，逐渐出现神经、精神症状如烦躁、嗜睡、定向力障碍甚至昏迷。②体检发现神志改变，如烦躁、嗜睡、定向力障碍甚至昏迷；脱水征明显，血压下降，病理反射阳性。③辅助检查：血糖 > 33.3mmol/L；有效血浆渗透压 > 320mOsm/L，尿酮体（ - ）或（ + ）、（ + + ）。结合题干患者轻度口干、多饮 3 个月，渐出现嗜睡，1 小时前抽搐后昏迷，血压 80/60mmHg，血糖 35mmol/L、尿酮体（ + ），根据临床表现及检查可以诊断为高渗性昏迷。

48. A 0.45% 为低渗溶液可致血浆渗透压下降较快，可能诱发脑水肿。患者目前休克，因而应先输入生理盐水 1000 ~ 2000ml 和胶体溶液纠正休克。

49. B 中年女性，有反复发作尿路结石病史伴骨骼系统症状（腰背痛、驼背、行走困难）及高钙血症症状（记忆力减退、情绪不稳、食欲不振、恶心、呕吐），首先考虑原发性甲状旁腺功能亢进症诊断。

50. C 患者考虑原发性甲状旁腺功能亢进症可能性大，首选血清 PTH 检测。

51. C 若高钙血症极轻微，或年老、体弱不能手术，可药物治疗。

52. A 尿游离皮质醇多在 304nmol/24h 以上，因其能反映血中游离皮质醇水平，且少受其他色素干扰，诊断价值高。

53. D 对于 24 小时尿游离皮质醇明显增高，血浆皮质醇节律性异常者，小剂量地塞米松抑制试验可进一步明确皮质醇增多症的诊断，如血皮质醇下降不明显，提示血皮质醇不被抑制是皮质醇增多症的表现；如测定值较对照值下降超过 50%，是单纯性肥胖症的表现。

54. E 该患者口服小剂量地塞米松后 24h 尿 17 - 羟皮质类固醇、17 - 酮皮质类固醇较服药前下降了 67.0%。应诊断为单纯性肥胖。

55. C 患者高血压伴低血钾，原醛症可能性大。

56. D 厄贝沙坦为血管紧张素Ⅱ受体抑制剂，能抑制血管收缩和醛固酮释放，产生降压作用。由于直接作用于肾素-血管紧张素-醛固酮系统，用药过程中可能会发生高血钾。待血钾正常，停 ARB 两周以上，行血浆肾素 - 血管紧张素 - 醛固酮检测，避免因药物影响立位醛固酮/肾素活性比值结果。

57. A 醛固酮瘤又称 Conn 综合征，多见，大多为一侧腺瘤，直径 1 ~ 2cm 低密度结节，结合题干患者肾上腺 CT 见右肾上腺 1cm 低密度结节，考虑醛固酮瘤可能性大；特醛症、原发性肾上腺皮质增生为增生影像；皮质癌一般大于 3cm。糖皮质激素可调节性醛固酮增多症（GRA），是常染色体显性遗传伴有不同程度的醛固酮增高，但能被外源性糖皮质激素所抑制。

58. A 醛固酮瘤起源于肾上腺皮质球状带，瘤体可分泌和产生醛固酮激素，进而引发原发性醛固酮增多症。醛固酮瘤患者大多发为一侧的腺瘤，并以左侧多见，治疗首选手术切除腺瘤。

59. C 嗜铬细胞瘤是嗜铬细胞起源的分泌儿茶酚胺的肿瘤，典型嗜铬细胞瘤临床上引起高血压伴有“头痛、心悸、出汗”三联症。根据患者发作性高血压、头痛、心悸、多汗的症状，可能的诊断是嗜铬细胞瘤，该病在高血压发作时体内分泌大量的儿茶酚胺，因而 24 小时尿儿茶酚胺水平明显升高。

60. E 钠负荷试验通常用于原发性醛固酮增多症的诊断。

61. A 苄胺唑啉为 α 受体阻断剂，可缓解嗜铬细胞瘤发作时儿茶酚胺带来的升压效果。

62. B 对于瘤体明确的嗜铬细胞瘤，手术切除瘤体可使大部分患者获得痊愈。

63. D 患者皮肤可见紫纹，体形肥胖且血压高，首先想到可能是库欣综合征。库欣综合征（Cushing syndrome）为各种病因造成肾上腺分泌过多糖皮质激素（主要是皮质醇）所致病症的总称。24h 尿游离皮质醇高于正常是诊断的关键指标之一。

64. D 经有效治疗后，病情有望在数个月后逐渐好转，向心性肥胖等症状减轻，尿糖消失，未绝经女性月经可恢复，育龄期女性甚至可受孕。精神状态也有好转，血压下降。如病程已久，肾血管已有不可逆的损害者，则血压不易下降到正常。癌症的疗效取决于是否早期发现及能否完全切除。腺瘤如早期切除，预后良好。库欣病病人治疗后的疗效不一，应定期观察有无复发，或有无肾上腺皮质功能不足。如病人皮肤色素沉着逐渐增深，提示有 Nelson 综合征的可能性。

65. C 因为无色素沉着，所以不考虑 Nelson 综合征。异位 ACTH 综合征临床上可分为两型：①缓慢发展型：肿瘤恶性度较低，如类癌，病史可数年，临床表现及实验室检查类似库欣病；②迅速进展型：肿瘤恶性度高，发展快，临床不出现典型库欣综合征表现，血 ACTH，血、尿皮质醇升高特别明显。结合题干患者血浆 ACTH 及性激素浓度均高于正常，故诊断异位 ACTH 综合征可能性大。

四、案例分析题

66. ABDEFGH 糖尿病、高血压病患者容易合并心、脑、肾靶器官损害。患者近期出现眼睑和双下肢水肿，夜间随排尿、粪便，入院后需完善血尿便常规检查、肝肾功能，排查糖尿病肾病引起的水肿；急查心肌酶谱、心电图有利于排查心功能不全引起的心源性水肿；血脂谱检查评估是否高脂血症；睡前和夜间 0、2、4、6、8 时多次测定血糖排除药物性低血糖；颅脑 MRI 排查颅脑疾病引起的尿便功能异常。

67. ACEF 患者有糖尿病病史，口服降糖药物治疗有效，2 型糖尿病诊断明确；有高血压病病史，曾服用降压药物治疗，诊断高血压病；尿常规可见大量蛋白尿，血肌酐升高，诊断糖尿病肾病；低血糖可引起脑功能障碍，症状表现可轻可重，该患者夜间随地排尿、粪，考虑药物性低血糖引起。

68. ABCD 糖尿病肾病患者饮食为优质低蛋白饮食，蛋白摄入量控制在 0.6 ~

0.8g/（kg·d）；控制血压，积极主动保护心、肾、脑靶器官；肾功能不全患者应慎用或禁用口服降糖药物二甲双胍、格列齐特，该患者可小剂量起步，使用皮下注射胰岛素控制血糖。

69. C Somogyi 效应指夜间曾有低血糖，在睡眠中未被察觉，但导致体内胰岛素拮抗激素分泌增加，继而发生低血糖后的反跳性高血糖。

70. ABCE 尿镜检未发现红细胞，因此急性肾小球肾炎和慢性肾小球肾炎基本不考虑。尿高倍镜下检查未发现异常，排除 IgA 肾病。

71. BFG 目前检查基本可排除多发性骨髓瘤，骨穿可以不做，行眼底检查的目的是了解是否已发生糖尿病微血管病变，如已有明显视网膜病变则提示该患者的肾病为糖尿病肾病。进一步应行双肾 B 超及核素肾血流图。这对了解肾功能状况、肾脏大小及能否进行肾穿刺检查非常重要。

72. ABCDEFG 眼底及肾脏检查应该可以初步排除糖尿病肾病的诊断，下面进一步治疗须有肾穿刺病理结果，并获得进一步治疗的禁忌证或治疗中发生不良反应的基线数据，以便治疗中观察和预防。

73. CEFH 患者肾功能正常没有必要停二甲双胍，预混胰岛素不易调整剂量，而且中长效胰岛素较易发生低血糖。

74. C 老年男性，口渴多饮，夜尿增多等症状，需尽快监测血糖排除糖尿病。

75. E 我国血糖测定主要以静脉血为主，而血清葡萄糖水平较血浆葡萄糖水平稍低，故先需完善检查空腹血浆葡萄糖和早餐后 2 小时血浆葡萄糖。

76. A 口服葡萄糖耐量试验（OGTT）是一种葡萄糖负荷试验，用以了解胰岛 β 细胞功能和机体对血糖的调节能力，是诊断糖尿病的确诊试验。故完善 OGTT 排除糖尿病。

77. B IGT 即糖耐量异常，诊断标准是口服 75 克葡萄糖耐量试验 2 小时血浆葡萄糖水平大于等于 7.8mmol/L，但不超过 11.1mmol/L。该患者经过 OGTT 试验，结果为服糖后 2 小时血糖 10.5mmol/L，属于糖耐量异常。

78. ABCD 对于糖耐量异常的病人，患者首先要对自身的生活方式进行干预，最好采用糖尿病患者饮食方式，注意平衡膳食控制每日总热量，并且要注意合理搭配碳水化合物、蛋白质以及脂肪的量，最好少吃油腻的食物。与此同时，患者还要适当的锻炼身体，有利于逆转糖耐量的异常，进而恢复自身健康，也可使用降糖药物。结合题干，该患者肥胖，糖耐量异常，可单纯饮食加运动，或者在饮食和运动的基础上加用双胍类药物，α 葡糖苷酶抑制剂或噻唑烷二酮类药物。

79. BCDF 二甲双胍是治疗糖尿病的首选药物，是通过改善胰岛素抵抗来达到降低血糖的目的，适用于肥胖的 2 型糖尿病患者。研究表明，二甲双胍除了能够降低血糖以外，还具有调节血脂、改善脂肪代谢、降低体重等作用。二甲双胍的不良反应包括腹痛腹泻，皮肤过敏反应，口中金属样异味等，严重可引起乳酸性酸中毒。

80. ABD α 葡糖苷酶抑制剂是一类以延缓肠道碳水化合物吸收而达到治疗糖尿病的口服降糖药物。对于糖尿病患者使用 α 葡糖苷酶抑制剂药物引发低血糖的情况，可以考虑静脉滴注葡萄糖、静脉注射葡萄糖或者进食果糖等。

81. C α 葡糖苷酶抑制剂通常随餐服药，一般建议第 1 口饭时服药。

82. A 库欣综合征是由肾上腺分泌过多糖皮质激素而引起的，又称为皮质醇增多症。可以出现满月脸、向心性肥胖、多血质外貌、皮肤变化、高血压、性激素水平异常等临床表现。结合题干，该患者肥胖，高血压，可见紫纹，应诊断为库欣综合征，首先完善24小时尿游离皮质醇。

83. C 小剂量地塞米松试验可鉴别单纯性肥胖与库欣综合征，故对定性诊断最有意义。

84. ACDEF 皮质醇增多症的患者血皮质醇水平早晨高于正常，晚上没有明显的低于清晨，节律明显的消失。肾上腺皮质增生和腺瘤都可出现血皮质醇节律异常，故无法鉴别两者。

85. D 异位ACTH综合征是指由垂体以外的肿瘤过度分泌促肾上腺皮质激素（ACTH），而促使其靶腺增生并分泌大量皮质醇而引起的一种症候群。结合题干，该患者血浆ACTH及性激素浓度均高于正常，但无色素沉着，排除非ACTH依赖性的库欣综合征，考虑异位ACTH综合征。

86. BCE 结合题干，本例诊断为库欣综合征，患者肺部有占位性病变，考虑异位ACTH综合征。在临床中，引起异位ACTH综合征较多见的是肺癌，尤其是小细胞性肺癌。

87. D 生长抑素受体（SSTR）在多种神经内分泌肿瘤组织高度表达。生长抑素受体显像技术（SRS）就是用适当的放射性核素标记SS类似物，把放射性核素介导到上述肿瘤组织，进行肿瘤灶和转移灶的定位诊断。

88. BCDE 患者考虑骨代谢相关疾病，针对患者症状及体征，需查胃镜及骨代谢相关检查。

89. BCE 高钙血症要进一步查甲状旁腺激素水平、骨代谢指标及有无恶性肿瘤。

90. BCDEF 高钙血症（hypercalcemia）是指血清蛋白正常时，血清钙增高 > 2.75mmol/L者。高钙血症的处理包括：补充生理盐水及利尿，降钙素治疗，二磷酸盐和糖皮质激素治疗和透析。

91. A 甲状旁腺功能亢进症（hyperparathyroidism）简称甲旁亢，可分为原发性、继发性和三发性3种。原发性甲状旁腺功能亢进症是由于甲状旁腺本身病变（肿瘤或增生）引起的甲状旁腺激素（PTH）合成与分泌过多，导致血钙增高和血磷降低。主要临床表现为反复发作的肾结石、消化性溃疡、精神改变与广泛的骨吸收。继发性甲旁亢是由于各种原因所致的低钙血症，刺激甲状旁腺代偿性分泌过多PTH，常见于肾功能不全、骨软化症和小肠吸收不良等。三发性甲旁亢是在继发性甲旁亢的基础上，由于腺体受到持久和强烈的刺激，部分增生组织转变为腺瘤，自主地分泌过多PTH，主要见于肾衰竭病人。患者高钙、低磷、PTH升高，提示甲状旁腺功能亢进症。

92. AC 定性诊断之后，进一步应行颈部超声及MIBI显像定位诊断。

93. AEF 库欣综合征是肾上腺分泌过多糖皮质激素而引起的综合征，又称为皮质醇增多症。可以出现满月脸、向心性肥胖、紫纹、多血质外貌、皮肤变化、高血压、性激素水平异常等临床表现。结合题干，患者出现血压升高，满月脸，向心性肥胖，可见皮肤紫纹等表现初步诊断为库欣综合征，库欣病、异位ACTH综合征、肾上腺腺瘤都属于库欣综合征。

94. A 肾素-醛固酮测定通常用于诊断原发性醛固酮增多症，其余的各项都可以辅助诊断库欣综合征。

95. BCE 钠负荷试验通常用于诊断原发性醛固酮增多症，24小时尿游离皮质醇测定对于库欣综合征诊断有较大价值，但对于鉴别ACTH和非ACTH依赖性皮质醇增多症没有帮助。饥饿试验用于诊断胰岛细胞瘤。

96. D 对于在影像检查中发现垂体瘤者，垂体瘤摘除术的疗效较好。

97. ABCF 库欣综合征是肾上腺分泌过多糖皮质激素而引起的综合征，又称为皮质醇增多症。可出现满月脸，向心性肥胖、多血质外貌、皮肤变化、高血压、性激素水平异常等临床表现。结合题干，患者血压升高，满月脸，向心性肥胖，可见皮肤紫纹等表现初步诊断为库欣综合征。小剂量地塞米松试验是区别单纯性肥胖和库欣综合征。大剂量地塞米松试验是明确库欣综合征的病因，用来鉴别库欣病和异位 ACTH 综合征。岩下静脉插管取血测 ACTH，用来鉴别库欣病和异位 ACTH 综合征。通过准确收集 24 小时尿液，记录尿液总容量（正常人 24 小时尿量在 1000 ~ 1500 毫升）混匀后取 20 毫升送检，检测出尿钾、钠、氯的浓度，然后根据总尿量计算 24 小时尿钾、钠、氯总量，库欣综合征可出现 24 小时尿电解质异常。

98. BCD 库欣综合征病因鉴别及肿瘤定位必不可少。首选肾上腺 CT 及 B 超用于确定肾上腺是否有肿瘤；如怀疑垂体 ACTH 瘤，则蝶鞍 MRI 首选；异位 ACTH 分泌瘤位于胸部占 60%，小细胞性肺癌多见应将胸部 X 线片列入常规，如有可疑，进一步行胸部 CT。

99. ABE 大剂量地塞米松抑制试验未能抑制，但 MRI 提示垂体微腺瘤，不考虑肾上腺引起的皮质醇增多症，应进一步行鉴别诊断，可行垂体 MRI 增强检查、CRH 兴奋试验和岩下静脉 ACTH 测定。其中 CRH 兴奋试验对于库欣病和异位 ACTH 综合征鉴别有重要价值；岩下静脉窦 ACTH 测定是 ACTH 依赖性皮质醇增多症两种病因鉴别的最重要方法。ACTH 兴奋试验主要用于鉴别肾上腺本身疾病功能导致的异常疾病，胰岛素低血糖兴奋试验用于确定是否存在皮质醇水平升高。

100. ACDE 小剂量、大剂量地塞米松抑制试验均为阴性，考虑 ACTH 依赖性皮质醇增多症，其中包括库欣病和异位 ACTH 综合征。

全真模拟试卷（四）答案解析

一、单选题

1. A 高血糖可使血浆渗透压增高，白细胞内糖代谢紊乱，糖酵解能力降低，导致中性粒细胞趋化、吞噬、杀菌能力下降。此外，高血糖有利于病原微生物生长繁殖，因此，糖尿病并发感染最常见为化脓性细菌感染。

2. A 患者甲状腺肿但甲状腺功能正常，因此考虑单纯性甲状腺肿只需要定期检查甲状腺复查甲状腺功能。

3. D Graves 病（graves disease，GD），主要表现为同时出现高代谢症和甲状腺肿大。又称毒性弥漫性甲状腺肿。GD 的发病与 TRAb 的关系十分密切。GD 患者由于体内免疫功能紊乱，致使机体产生了针对 TSHR 的抗体 TRAb。TRAb 是一组多克隆抗体，作用在 TSH 受体的不同结合位点。TRAb 与 TSHR 结合后，与 TSH 一样具有兴奋甲状腺的作用，引起甲状腺组织增生和功能亢进，TH 产生和分泌增多。TRAb 可分为兴奋型和封闭型两类。兴奋型中有一类与 TSH 受体结合后，刺激甲状腺组织增生及 TH 的合成和分泌增多，称为甲状腺刺激抗体（TSAb），为 GD 的主要自身抗体，是 GD 的直接致病原因。另一类与 TSH 受体结合后，仅促进甲状腺肿大，但不促进 TH 的合成和释放，称为甲状腺生长刺激免疫球蛋白（TGI）。封闭型自身抗体与 TSH 受体结合后，阻断和抑制甲状腺功能，因此称为甲状腺刺激阻断抗体（TSBAb）。

4. C 该反应是葡萄糖与血红蛋白 β 链 N 端非酶糖化而成，是不可逆反应，OGTT 重复性还不令人十分满意，对糖化血红蛋白高者更应注意复查。

5. E GD 发病与 TRAb 的关系十分密切。新诊断患者 85% ~100% TRAb 阳性。

6. C 镁离子水平可直接影响 PTH 分泌。高镁血症严重者可暂时抑制 PTH 分泌，引起可逆性甲状旁腺功能减退症。此时血清 PTH 明显降低或低于可检测范围，同时伴有低血钙症。严重的低镁血症同样可以显著抑制 PTH 的分泌。

7. C 微血管病变是糖尿病的特异性并发症，其典型改变是微血管基底膜增厚，其中以糖尿病肾病最为常见；糖尿病微血管病变主要引起肾小球病变，主要病理改变为结节性肾小球硬化或弥漫性肾小球硬化症。

8. D 原发性醛固酮增多症主要临床表现有：高血压；低钾后导致肌无力及周期性瘫痪、手足抽搐；多尿、多饮、尿道感染等。

9. B WHO 将血脂异常分为 5 型，其中Ⅱ类又分为两亚型。临床上以Ⅱa、Ⅱb 和Ⅳ型较为常见，Ⅴ型高脂蛋白血症以 TG 升高为主。

10. D 代谢疾病包括：①蛋白质代谢障碍：如低蛋白血症、白化病等。②糖代谢障碍：糖尿病、低血糖症、果糖不耐受症等。③脂类代谢障碍。④水、电解质代谢障碍。⑤无机元素代谢障碍：如肝豆状核变性。⑥其他：如嘌呤代等所致痛风。维生素 D 缺乏症属于营养疾病大类中的维生素营养障碍。糖尿病是由多种病因导致胰岛素分泌和（或）利用缺陷所引起的以慢性高血糖为特征的代谢疾病。

11. B GERB 是指胃内容物反流至食管，引起食管症状或并发症的一类疾病。根据黏膜有无破损，可分糜烂性和非糜烂性两类。GERD 的典型症状是烧心，还可有食管外症状如慢性咳嗽，哮喘等，在 GERD 的治疗中，抑制胃酸分泌是基本方法，促动力药可作为抑酸药物治疗的辅助用药。

12. C 该患者诊断糖尿病酮症酸中毒，因胰岛素降糖后意识好转，后又出现意识障碍考虑为脑水肿的可能性最大。

13. E 腺垂体功能不全时可出现因生长激素缺乏引起胰岛素敏感性增强和低血糖，缺乏黑素细胞刺激素故有皮肤色素减退，缺乏 ACTH 导致肾上腺功能减退引起体重减轻、血压偏低。

14. D TSAb 与 TSH 受体结合产生类似 TSH 的生物效应，是 GD 的直接致病原因，95% 未经治疗 GD 患者 TSAb 阳性。

15. E 肢端肥大症一般发生在青春期后、骨骺已融合者，常合并不同程度的高血压、糖尿病、心肌病和睡眠呼吸暂停综合征等，由于正常人 GH 呈脉冲式分泌且易受到多种因素影响，随机 GH 水平不能作为肢端肥大症的可靠诊断依据，其诊断的“金标准”为口服葡萄糖耐量后 GH 抑制试验。目前手术切除是治疗 GH 腺瘤的主要手段，术后 3 ~6 个月内进行口服葡萄糖耐量试验和 IGF－1 检测，6 ~9 个月进行垂体 MRI 检查。

16. C 糖尿病肾病患者肾脏微血管病变主要表现为肾小球系膜区增宽和肾小球毛细血管基底膜增厚，临床上主要表现为持续性蛋白尿。

17. A 胚胎期内外生殖器的分化依赖于一系列睾丸决定基因和睾丸旁分泌的作用，促激素的受累并不影响这些决定因素，所以 IHH 患者外生殖器分化并不受到影响，出生时内外生殖器表型与其染色体性别一致，不会出现两性畸形。但由于促激素分泌低下，青春期发育延迟或无启动，生殖功能低下，同时由于性激素缺乏，长骨干骺端不能闭合，呈“类宦官样”体型，即身材瘦长、臂展大于身高，上下部量比值减小等。

18. E 甲亢术后可出现低钙血症，表现为口周和肢体麻木、手足搐搦等，引起低钙血症的原因包括：①骨饥饿和骨修复；②剩余的甲状旁腺组织由于长期高血钙抑制而功能减退，多为暂时性；③部分骨骼或肾脏对 PTH 作用抵抗，见于合并肾衰竭、维生素 D 缺乏、肠吸收不良或严重的低镁血症。

19. B 左侧肾上腺区可见含脂肪、血管结构的肿块，符合典型的肾上腺错构瘤表现。

20. D 螺内酯为指南推荐的常用的醛固酮受体拮抗药，如血钾水平较低，初始剂量可为 200 ~300mg/d，分 3 ~4 次口服，待血钾恢复正常，血压下降后，可减至维持量 60 ~120mg/d，长期服用或择期进行手术，术前至少应服用 4 ~6 周。

21. C 随着血糖水平下降，血液的渗透压会改变，眼睛晶状体的渗透压也会随着改变，出现一过性视物模糊。

22. C 高密度脂蛋白胆固醇可以协助血管斑块中的脂质成分转运回肝脏代谢，从而降低动脉粥样硬化的程度。

23. D Klinefelter 综合征，又称克氏征，是引起男性不育最常见的遗传性疾病，无精症患病率高达 92%。其病因是性染色体异常，即患者具有两条或两条以上 X 染色体，其中标准核型为 47，XXY，可占 89%。克氏征患者易发生生殖腺外的恶性生殖细胞肿瘤，如纵隔恶性非精原细胞瘤和中枢神经系统生殖细胞瘤。克氏征患者青春期开始出现特征性的骨骼发育，一般能达到人群平均身高或者更高，身高与下肢长度增加有关，存在骨龄的延迟。46，XY 的核型可出现在 Turner 综合征中。

24. E Addison 病即原发性肾上腺皮质功能减退症，当临床上高度怀疑急性肾上腺皮质功能减退症或危象时，在立即采血测 ACTH 和皮质醇后，即应开始静脉给予糖皮质激素，补液纠正低血容量和电解质紊乱并去除诱因。

25. C 下丘脑释放激素缺乏引起全腺垂体功能减退，造成生长发育障碍（青春发育前），性腺、甲状腺和肾上腺皮质功能减退。表现为中枢性尿崩，生长缓慢，身材矮小，外生殖器不发育，而出生时内外生殖器表型与其染色体性别一致，不会出现两性畸形。下丘脑垂体疾病的检查，尤其是垂体瘤患者常出现颅神经受压的表现。第Ⅰ对至第Ⅵ对颅神经均可受累，必要时须进行嗅觉检查及面部感觉检查。

二、多选题

26. ABCDE 尿液中主要溶质是尿素、钠和氯。正常人的尿液的渗透压可低于 50mOsm/（kg · H_2O）高至于 1200mOsm/（kg · H_2O），尿液的总溶质产生约为 600mmol/24h，每天总溶质排出至少需要 500ml 尿液。

27. ABCD 呼吸功能障碍导致血 $PaCO_2$ 增高（>45mmHg）、pH 下降（<7.35）、H^+浓度升高（>45mmol/L），发生呼吸性酸中毒。早期可出现血压增高，中枢神经系统受累，表现为躁动、嗜睡、精神错乱、扑翼样震颤等。由于能量不足，体内转运离子的钠泵功能障碍，使细胞内 K^+ 转移至血液，而 Na^+ 和 H^+ 进入细胞内，造成细胞内酸中毒和高钾血症。

28. ABCDE 需要与生长激素缺乏性侏儒症相鉴别的有特发性矮小症，其他需鉴别的是全身内科疾病引起的营养障碍、心理性疾病、骨软骨发育不良、黏多糖综合征等。

29. ABCE ①生长抑素受体显像（奥曲肽扫描）：是一种评价疾病活动性的新方法，可使炎症活动期眼眶组织细胞显像，有助于评判 TAO 的临床分期。②氨基葡聚糖（GAG）在活动性眼病患者血浆和尿中水平升高，免疫抑制治疗则可降低其水平。③疾病活动性评分标准：Mourits 等根据活动期的临床表现（眼痛、眼红、水肿和眼球功能损害等），拟订了临床活动性评分标准（CAS）。④MRI 的T2 弛豫时间，可以作为活动期和静止期的判断依据。

30. ABCD 催乳素（PRL）为腺垂体分泌的一种蛋白质激素。

31. ABC 青少年 2 型糖尿病所占比例近年有明显增高的趋势，国外统计可达青少年糖尿病的 90%，这部分病人以肥胖等代谢综合征及胰岛素抵抗为主，治疗原则以改变生活方式最重要，必要时加用口服降糖药，一般对胰岛素不敏感。糖尿病肾病Ⅲ期已存在微蛋白尿，肾功能正常，故根据血糖情况可选用不增加肾脏负担的口服降糖药物，当然如血糖仍控制不良，同样需应用胰岛素。

32. ACDE 单纯性乳房早发育指 8 岁前只有单侧或双侧乳房发育而无其他第二性征（如阴毛、子宫大小和小阴唇的改变）出现。机制可能是下丘脑 - 垂体 - 性腺轴功能部分激活，GnRH 激发后以分泌 FSH 为主，而 LH 分泌处于青春期前水平。乳腺组织中雌激素受体活跃，故对正常量雌激素或一过性卵巢分泌雌激素、外源性食物污染等过于敏感。单纯性乳房早发育常见于 2 岁内，4 岁后较少发生，少数可持续时间较长。血中雌激素水平可正常或轻度升高，血中性激素结合球蛋白（SHBG）常升高，但无 FSH 升高。GnRH 激发后 FSH 明显升高，其反应大于正常对照者（正常青春前期女性激发后也会升高），但 LH 升高不明显（多数 <5U/L）。单纯性乳房早发育多为良性过程，但由于开始时不易与真性性早熟相区别，而且在无任何临床先兆表现的情况下 13.5% ~18.4% 患者可转化为真性性早熟（中枢性性早熟）。因此，诊断单纯性乳房早发育后需定期随访，尤其是对乳房反复增大或持续不退者，必要时应重复激发试验。

33. AE 在 MEN2-中，MEN2A 最多见（占 80% 以上），而 MEN2B 很少见（约占 5%）。两者均有甲状腺髓样癌（MTC）和嗜铬细胞瘤。甲旁亢也是 MEN-2 的特征，但较为少见。

34. ABCD 原发性甲旁亢血钙增高可影响中枢神经系统、肌肉骨骼系统、消化系统、泌尿系统等，可出现木僵、多尿、高血压、消化道溃疡等表现；严重高钙血症可引起明显脱水，不引起水肿。

35. BDE 糖尿病的发病机制主要是胰岛素分泌的相对不足或绝对不足，胰高血糖素分泌过多，胰岛素抵抗。

36. BCE 急性高钙血症常见表现有食欲减退、恶心、呕吐、烦渴、多饮、多尿、抑郁，严重者出现意识障碍甚至昏迷。由于心脏复极化速率增快，心电图可表现为 QT 间期缩短。还可以出现心率失常，如心动过缓、一度房室传导阻滞、对洋地黄敏感性增加等。因此急性高钙血症是可能危及患者生命的临床急症。

37. ABD 原发性肾上腺皮质功能减退症最特征的表现是皮肤黏膜色素沉着。其他症状包括：①乏力：程度与病情轻重程度相平行，轻者仅劳动耐量减退，重者卧床不起。乏力主要是因为皮质醇和醛固酮减少造成蛋白质代谢紊乱和水盐代谢紊乱以及血糖降低、糖的利用不足等引起。②低血压：由于皮质醇缺乏，对儿茶酚胺的升压反应减弱，患者缺钠，脱水，血容量降低。③消瘦：由于食欲差，胃肠功能紊乱，肌肉和脂肪组织的消耗和失水，原发性肾上腺皮质功能减退症患者几乎均有体重减轻，迅速而进行性体重减轻往往预示危象可能。

38. ACE 与缺乏糖皮质激素有关的心电图异常往往有 3 种情况，主要表现为 T 波低平或倒置，Q－T 间期延长，QRS 低电压。

39. ABDE 高血钙患者伴心血管系统和呼吸系统症状时，病人可发生高血压和各种心律失常，心电图表现有 Q－T 间期缩短，ST－T 段改变，房室传导阻滞，低血钾性 U 波等。若未及时治疗，可发生致命性心律失常。

40. ACDE 慢性水过多和水中毒：轻度水过多仅有体重增加；当血浆渗透压低于 260mOsm/L（血钠 125mmol/L）时，有疲倦、表情淡漠、恶心、食欲减退和皮下组织肿胀等表现；当血浆渗透压降至 240 ~250mOsm/L（血钠 115 ~120mmol/L）时，出现头痛、嗜睡、神志错乱、谵妄等神经精神症状；当血浆渗透压降至 230mOsm/L（血钠 110mmol/L）时，可发生抽搐或昏迷。血钠在 48h 迅速降至 108mmol/L 以下可致神经系统永久性损伤或死亡。

41. ABCD ①增龄：血浆胆固醇水平随年龄的增长而轻度升高。老年人 LDL 受体的活性降低，导致其分解代谢降低。②体重增加：一方面促进肝脏合成 apoB，使 LDL 的产生增加；另一方面增加体内胆固醇合成，使肝内胆固醇池扩大，并抑制 LDL 受体的合成。③高脂饮食：每日从饮食中摄取胆固醇 200mg ~400mg 时，可使血浆胆固醇水平上升0.13mmol/L。如果饱和脂肪酸的热量达到饮食总热量的14%，血浆胆固醇亦会因此而升高0.52mmol/L左右。④不良的生活习惯：大量摄入单糖和酗酒可导致TG合成增加，VLDL的产生增多。吸烟也可使血浆中的TG水平增高。⑤基因缺陷：与脂代谢有关的基因发生突变均可能引起各种类型的原发性高脂血症。⑥雌激素水平降低：雌激素可通过增加LDL受体的表达而增强LDL的分解代谢，故45~50岁前女性的血胆固醇水平常低于同龄男性。绝经后女性的胆固醇水平逐渐升高，最终达到并可超过男性水平。⑦系统性疾病：许多全身系统性疾病，如糖尿病、肝肾疾病、SLE、骨髓瘤、甲状腺功能减退症等可通过各种途径引起血脂异常。⑧药物：雌激素和糖皮质激素既可使TC和TG水平升高。此外，噻嗪类利尿药和β受体阻滞药等亦可引起血脂异常。

42. BCD 抗甲状腺药物分为两类：硫脲类的丙硫氧嘧啶（PTU）；咪唑类的甲巯咪唑（MM，商品名他巴唑）和卡比马唑（CMZ，商品名甲亢平）。

43. BCE 阿司匹林、保泰松和倍他乐克可以增强磺脲类药物降血糖效应。

44. CD 亚急性甲状腺炎患者早期白细胞可增高。TgAb、TPOAb阴性或水平很低。疾病早期，肝脏功能异常并不少见。免疫球蛋白、CRP、血清唾液酸均可升高，随治疗好转可逐渐恢复正常。

45. BC 阿卡波糖片最常见的不良反应是有胃肠胀气和肠鸣音，偶有腹泻，极少见有腹痛。

三、共用题干单选题

46. A 中年女性，发现血清钙高，在调节钙、磷代谢、维持血钙正常浓度中起重要作用的激素主要有甲状旁腺素、降钙素等。

47. B 甲状旁腺功能亢进症的主要病理生理改变是甲状旁腺分泌PTH过多，PTH与骨和肾脏的细胞表面受体结合，骨钙溶解释放入血，肾小管重吸收钙的能力增强，并增加活性维生素D的合成，后者作用于肠道，增加饮食钙的吸收，导致血钙升高。

48. A 手术治疗是原发性甲旁亢最佳治疗方法，若高钙血症极轻微，或年老、体弱不能进行手术时，可试用药物治疗。

49. C 由于甲状腺素可以加快肾上腺皮质激素的代谢，甲减患者补充甲状腺素后肾上腺皮质激素的需要量增加，容易诱发肾上腺危象，因此要先补充肾上腺激素，再补充甲状腺激素。

50. C 患者青年女性，有明确的颅咽管瘤手术史，术后出现腺垂体功能减退的相关症状，包括垂体－肾上腺轴（恶心、呕吐、低血压、低血钠），垂体－甲状腺轴（嗜睡、怕冷，FT_3、FT_4、TSH均低），垂体－性腺轴（闭经），因此治疗上需要靶腺激素替代。

51. E 糖尿病病人的意识障碍，需考虑糖尿病酮症酸中毒、高渗高血糖综合征等可能，如果误诊为脑血管意外，给予高糖、降颅压等治疗均会加重病情。

52. C 既已考虑存在某种糖尿病昏迷，需鉴别是糖尿病酮症酸中毒还是高渗高血糖综合征。主要区别是，后者无明显酸中毒，故需先急查血气分析。

53. B 脑血管意外为高渗高血糖综合征的常见诱因，尿酮阴性或弱阳性，患者失水比DKA更严重，血液浓缩，血钠可增高。

54. C 患者为高渗高血糖综合征所致昏迷，给予镇静剂会加重昏迷，给予山梨醇等脱水，会加重失水情况。患者无明显酸中毒，不需要补碱治疗。题干无呼吸肌麻痹表现，亦不需要呼吸兴奋剂。故选择继续补液和降糖治疗，即小剂量胰岛素入液静滴。

55. E 亚急性甲状腺炎常见于女性：(1) 上呼吸道感染前驱症状：肌肉疼痛、疲倦、咽痛；发热。(2) 甲状腺区域：疼痛程度多较剧烈，少数为隐痛；可伴声音嘶哑甚至声带麻痹，吞咽困难。不典型或程度较轻病例甲状腺无疼痛，仅有耳鸣、耳痛、失声，或首先表现为孤立无痛的硬性结节。(3) 甲状腺肿大、结节。(4) 与甲状腺功能变化相关的临床表现：①甲状腺毒症期（3 ~6 周或以上）：如体重减轻、焦虑、震颤、怕热、心动过速等与一般甲状腺功能亢进症相似。②甲状腺功能“正常”期（或过渡期）：临床出现短时间无症状的功能正常期。③甲状腺功能减退期（数周至数月）：可出现水肿、怕冷、便秘等典型症状。结合题干：年轻女性，甲状腺肿大，有明显压痛，偶伴有多食、易饥、心慌、多汗，诊断为亚急性甲状腺炎的可能性大。

56. A 亚急性甲状腺炎具有特征性甲状腺激素水平和摄碘能力“分离现象”。故应分别检测甲功及甲状腺摄碘能力。

57. B 本病为自限性疾病，预后良好，治疗原则为对症支持治疗。

58. B 亚急性甲状腺炎有可能会造成一过性甲亢，并不需要特殊处理，定期复查甲功即可。

59. B Addison 病发病隐匿，病情逐渐加重。主要临床表现多数兼有糖皮质激素及盐皮质激素分泌不足所致的症状群，少数可仅有皮质醇或醛固酮分泌不足的表现。会出现乏力、倦怠、纳差、体重减轻、头晕和直立性低血压等症状。最特征的表现是皮肤黏膜色素沉着。本患者消瘦、乏力、低血压、全身皮肤色素沉着，诊断为 Addison 病。

60. B 利用外源性 ACTH 对肾上腺皮质的兴奋作用，测定肾上腺皮质的最大反应能力，可以鉴别原发性和继发性肾上腺皮质功能减退。

61. B 对于慢性肾上腺皮质功能减退症，绝大多数患者必须终身进行皮质激素替代治疗。对患者进行必要的教育，了解疾病的性质，坚持终身激素替代治疗，包括长期生理剂量的替代和短期应激剂量调整。平日补充适当的生理需要量，如发生并发症或施行手术等应激状态时，必须增量 3 ~5 倍或更高剂量。

62. C 根据患者发作性头痛、心悸、多汗，且血压发作性升高的临床表现，其最有可能的诊断是嗜铬细胞瘤。

63. C 嗜铬细胞瘤术前准备的目的是使血压、心率和其他器官功能恢复正常，可常规给予 α 受体阻断剂以防止患者出现手术诱发儿茶酚胺阵发性大量释放及其对心血管系统的影响。

64. C 高血压、低钾、女性男性化是肾上腺皮质癌的典型表现。

65. A 肾上腺癌的皮质醇分泌不被地塞米松抑制试验抑制，因肾上腺皮质瘤引起的皮质醇增多症已在很大程度上抑制了 ACTH 的分泌，再给予外源性糖皮质激素，不会抑制 ACTH 的分泌。

四、案例分析题

66. ABCDFG 该病例有甲状腺毒症表现，体检有甲状腺肿大并血管杂音、突眼，故临床诊断考虑甲亢可能。甲亢患者的检查项目很多，每项检查都有一定的临床意义。根据每位患者不同情况，针对性选择一些项目进行检查是非常重要的。甲亢的检查项目包括：①了解机体代谢状态的项目：基础代谢率（BMR）测定；血胆固醇、甘油三酯及尿肌酸测定。②了解血清甲状腺激素水平的项目：血清总 T_3（TT_3）测定，血清总 T_4（TT_4）测定，血清游离 T_3（FT_3）测定，血清游离 T_4（FT_4）测定。③了解垂体－甲状腺轴调节的项目：甲状腺吸 ^{131}I 率及甲状腺抑制试验（包括 T_3 抑制试验和甲状腺片抑制试验），血清超敏促甲状腺激素测定（S－TSH），促甲状腺激素释放激素兴奋试验（TRH 兴奋试验）。④甲状腺免疫学检查：促甲状腺受体抗体（TRAb）或甲状腺刺激抗体（TSAb）测定。⑤甲状腺超声可帮助确定甲状腺大小及血流情况，还可发现体检不能发现的微小结节。该患者甲状腺体征为双侧对称肿大，没有肿瘤迹象，故不需要昂贵的 CT 和 MRI 检查。

67. C 弥漫性毒性甲状腺肿（Graves 病）典型的声像图特点：甲状腺呈弥漫性、对称性、均匀性增大（包括峡部），边缘多规则，严重者颈总动脉及颈内静脉被挤压向外侧移位。内部回声为密集细小光点，低至中等增粗增强，分布均匀或不均匀，一般无结节。彩色多普勒血流成像可发现血管增多及血流加速现象（呈“火海征”、“海岛征”）。甲状腺上、下动脉增宽，该患者 B 超检查符合以上声像图特征。在甲状腺放射性核素显像图上，甲状腺弥漫性肿大，放射性碘（或锝）摄取均匀性增高也是 Graves 病的特点。

68. BCDEF TSAb 即 TSH 受体刺激抗体，是鉴别甲亢、诊断 Graves 病的指标之一。TSAb 测定可作为 Graves 病的诊断依据，79%～90% 的病人血清中可检测到此种抗体，而其他类型的甲亢病人则很少有这种抗体。在临床上，TSAb 测定的应用价值可归纳为下列四点：①TSAb（及 TPO）对单侧突眼、单侧甲状腺肿、甲状腺肿伴结节、亚临床型甲亢的诊断和鉴别诊断有重要意义；②TSAb 有助于确定 AITD 病因和类型，TSAb、TPO 和抗甲状腺球蛋白抗体阳性均提示为自身免疫性甲状腺病（AITD），仅 TSAb 阳性则提示为 GD；③TSAb 对抗甲状腺药物（ATD）治疗后甲亢复发有重要参考价值，病人 TSAb 阴性，甲状腺肿程度低，维持治疗的所需药物剂量低，提示停药后不易复发；④妊娠后期的 TSAb 测定，可预测新生儿 GD。Graves 病妊娠妇女胎儿和新生儿甲亢的患病率约为 1%；母体甲状腺刺激抗体通过胎盘到达胎儿，刺激胎儿甲状腺，引起甲亢；对于具有甲亢高危因素的新生儿，应密切监测甲功；妊娠 24～28 周时测定血清 TSAb 对评估妊娠结局是有帮助的；TSAb 滴度是 Graves 病活动的主要标志；TSAb 滴度升高提示可能发生胎儿甲亢及新生儿甲亢。

69. B 治疗甲亢的基本方法为抗甲状腺药物、放射性核素碘和手术。三者中以抗甲状腺药物最为方便和安全，应用最广。该病例为初诊甲亢患者，且甲状腺轻中度肿大，治疗应首选药物治疗。年龄较小、病情轻、甲状腺轻、中度肿大者应选择药物治疗。病情较重、病程长、甲状腺中重度肿大者应采用 ^{131}I 或手术等根治性治疗方法。甲状腺巨大和结节性甲状腺肿伴甲亢应首先考虑手术治疗。妊娠和哺乳期妇女绝对不能用 ^{131}I 治疗。儿童患者先考虑用药物治疗，尽可能避免使用放射性碘治疗。患者的意愿、文化程度和经济状况也应考虑。药物治疗虽最安全，但疗程长。如患者较急躁，缺乏耐心，迫切希望迅速治愈甲亢，则应采用 ^{131}I 或手术治疗。对药物治疗漫不经心，不能长期坚持服药者也应采用其他方法。相反，如病人有耐心，能长期配合治疗，期望得到最佳治疗结果者应选择药物治疗。^{131}I 治疗快捷、方便、效果可靠，但治疗后甲减的发生比率很高，且随着时间延长而增高。所以对治疗后不能定期随访或不愿接受终身服用甲状腺制剂的患者应采用其他方法。

70. ABCDEF 丙硫氧嘧啶（PTU）是临床最常用的抗甲状腺功能亢进的硫脲类药物之一，少数甲亢患者在服用 PTU 后出现 ANCA 阳性小血管炎。本病可发生在各年龄段，发病时间在服 PTU 后数天至数年，多见于女性，临床上表现多样，可累及全身各系统，以肾脏受累最常见，可急剧起病，也可缓慢进展，主要表现为血尿、蛋白尿、水肿、急性肾功能衰竭；其次为运动系统，表现为关节痛、无菌性关节炎、肌痛、肌酶升高、肌无力；皮肤症状主要表现为紫癜样皮损、糜烂、溃疡等，皮肤活检可证实为血管炎；肺脏受累表现多种多样，主要可有咳嗽、大咯血、急性呼吸衰竭、肺间质纤维化等，胸部 CT 可发现肺部阴影，其他常见症状为发热、巩膜炎、耳聋、口腔溃疡、鼻炎、心包炎等，大部分患者有贫血、血沉快、CRP 增高，几乎所有患者均有 p－ANCA 阳性。PTU 引起的 ANCA 相关小血管炎主要特点如下：①有服用 PTU 的病史，停药后症状和体征缓解、抗体滴度下降。②p－ANCA 阳性或滴度升高。③有全身性表现：发热、乏力、体重下降等。④有多脏器损害表现：如肾、肺、关节、皮肤、血液等。⑤组织活检可有血管炎表现。⑥可以发生多克隆免疫反应，产生识别多种靶抗原的 ANCA，也可同时产生 ANA。具备以上第①、②和（或）第⑤点者可确诊为 PTU 引起的 ANCA 相关小血管炎。

71. ABC 临床怀疑到 PTU 致 ANCA 阳性小血管炎时应立即停用 PTU，再根据临床表现、抗体效价和脏器受累程度应用糖皮质激素。如发生急性肾功能衰竭则给予血液透析或血浆置换等。对于甲亢的治疗，由于丙硫氧嘧啶与其他抗甲状腺药物如甲巯咪唑、甲硫氧嘧啶等都存在巯基基团，存在交叉免疫反应，因此，原则上不建议换用上述药物治疗，主张改行核素治疗或甲状腺次全切除术。碘剂仅用于甲状腺危象及术前准备，不能作为一般的甲亢治疗药物。

72. E 患者有阵发性血压升高的病史，近期有体重下降，现直立性低血压发作，结合肾上腺占位体积较大，考虑为嗜铬细胞瘤可能性大。

73. AB 诊断考虑为嗜铬细胞瘤。生化诊断的确立依赖于过量儿茶酚胺分泌的证据。目前最常用的方法是检查尿儿茶酚胺，同样亦推荐检查尿儿茶酚胺代谢产物或血浆儿茶酚胺。尿儿茶酚胺反映儿茶酚胺的释放量，用荧光计测定。血浆儿茶酚胺反映瞬间的血浆浓度，对于嗜铬细胞瘤阵发性发作时及激发试验血压升高时，有很高的诊断价值。

74. ABDF 嗜铬细胞瘤可与以下四种遗传性疾病相关，MEN-2、VHL 病、遗传性副神经节瘤（PGL1，PGL3 和 PGL4）和 NF1。

75. CDE 大量的儿茶酚胺释放可对抗内源性及外源性胰岛素作用，引起血糖升高，甚至糖尿病。同时还可加速血脂分解，引起血脂异常。此外，儿茶酚胺还可以促使血钾进入细胞内；儿茶酚胺还可以促进肾素及醛固酮的分泌，排钾增加，血钾下降。

76. ABC 本病例患者有高血压病史及糖尿病史，首先考虑的是糖尿病合并高血压；根据患者眼底检查发现视网膜有大量出血和渗出，糖尿病视网膜病变的诊断是确立的；眼底大量出血是沿血管走向这一特征性改变加之高血压史应该考虑视网膜中央静脉阻塞；眼底检查发现硬性渗出尚未累及黄斑，视力尚有，所以黄斑水肿、变性可以除外；病例尚未涉及肾病各项指标的改变，糖尿病肾病缺乏支持。

77. AD 为进一步确诊糖尿病视网膜病变，最重要的手段无疑是采用散瞳眼底镜检查，可以更直观、全面进行诊断；糖尿病视网膜病变是微血管病变，进行眼底血管荧光造影可以获取最准确的、客观的依据，以此进行激光治疗；眼部 CT 主要用于眼眶病；眼 B 超主要用于视网膜脱离、玻璃体病变；眼 UBM 主要检查房角；视觉电生理对微血管改变不甚敏感。

78. B 视网膜大量出血沿血管走行是视网膜中央静脉阻塞所特有的表现。

79. BE 一旦经视网膜血管荧光造影确诊糖尿病视网膜病变，最有效的治疗手段是行全视网膜光凝术，封闭微血管瘤及出血斑；患者大量眼底出血是沿血管走向，这是中央静脉分支阻塞的特征性改变，可选择促进出血吸收的治疗措施。

80. DE 判断疗效、控制糖尿病视网膜病变最直接的手段是眼底镜检查和眼底照相，可动态观察，简单易行，便于随访；而视力检查、测血糖和血压是一般常规检查，非糖尿病视网膜病变特征性的，眼眶 CT 是用于眼眶病的重要检查项目。

81. BDF 原发性醛固酮增多症是由于肾上腺皮质球状带肿瘤或增生而造成醛固酮分泌增多，导致潴钠，排钾，体液容量扩张，抑制了肾素 - 血管紧张系统。临床表现高血压、低血钾性碱中毒和周期性麻痹，多饮多尿，心电图示低血钾。结合题干，该患者高血压伴低血钾，需做血浆醛固酮测定排除醛固酮增多症。影像学检查可协助鉴别肾上腺腺瘤与增生，肾上腺 B 超可显示直径 > 1.3cm 的醛固酮瘤，肾上腺 CT 和 MRI 也可用于醛固酮瘤的定位诊断。

82. E 原发性醛固酮增多症血管紧张素Ⅱ和血浆肾素活性降低，而继发性醛固酮增多症血管紧张素Ⅱ和血浆肾素活性升高。

83. D 醛固酮瘤的患者应首选手术治疗。特发性醛固酮增多症则倾向于首选药物治疗。药物治疗适用于特发性醛固酮增多症以及不能手术治疗者。常用螺内酯，用量为 200 ~ 300mg/d，分 3 ~ 4 次口服，血压下降，血钾正常后可减量为 60 ~ 120mg/d，并维持治疗。

84. BD 肾上腺皮质增生引起的称为特发性醛固酮增多症（IHA），亦多见，双侧肾上腺球状带增生，有时伴结节。在电镜下具有正常束状带的亮细胞的特征，也有极少数原醛症病人无肾上腺组织学上的明显变化。病因还不明确，血管紧张素的作用被加强导致醛固酮分泌增多。

85. BCDEF 甲状腺功能亢进是由多种原因引起的甲状腺激素分泌过多所致的一组常见内分泌疾病。主要临床表现为多食、消瘦、畏热、多汗、心悸、激动等高代谢症候群。结合题干，该患者消瘦乏力，心率快，双手细颤，无明显突眼，甲状腺肿大，无触痛，需考虑甲状腺疾病，应完善甲状腺功能 7 项，TPOAb、TRAb、甲状腺 B 超和红细胞沉降率（判断疾病是否在活动期）。

86. C 无痛性甲状腺炎是一种自身免疫性甲状腺炎，表现为短暂、可逆的甲状腺滤泡破坏，局灶性淋巴细胞浸润，临床特征为短暂性甲状腺功能亢进。10% 发生在产后，称之为产后甲状腺炎。甲状腺无疼痛及触痛为其特征。结合题干，该患者消瘦乏力，心率快，双手细颤，无明显突眼，甲状腺肿大，无触痛，初步诊断为无痛性甲状腺炎。

87. AE 无痛性甲状腺炎甲亢期可出现 T_3、T_4 水平增高，TSH 抑制，同时伴极低放射性碘吸取。

88. ABC 典型的无痛性甲状腺炎甲状腺功能变化类似于亚急性甲状腺炎，辅助检查表现为血清甲状腺激素水平与^{131}I摄取率呈现“双向分离”现象。甲状腺需要摄取碘合成甲状腺素，所以摄碘能力可以反映甲状腺功能。一般用具有放射性的^{131}I测定，参考值：4～6小时20%～30%，24小时摄碘率为30%～50%，高峰出现在24小时。结合题干，该患者会出现摄碘率下降。

89. AE 一过性甲亢不需要服用抗甲状腺药物，只需要密切随访甲亢以及对症处理。该患者心率偏快，故予β受体阻断剂控制症状。

90. ADE 库欣综合征是肾上腺分泌过多糖皮质激素而引起的综合征，又称为皮质醇增多症。可以出现满月脸、向心性肥胖、多血质外貌、皮肤变化、高血压、性激素水平异常等临床表现。结合题干，患者青年男性，体型肥胖，伴乏力、紫纹、头痛等症状，血压轻度升高，应首先考虑单纯性肥胖和皮质醇增多症鉴别。

91. EI 库欣综合征辅助检查：（1）常规检查：血尿便常规，生化分析，口服葡萄糖耐量试验等。（2）皮质醇昼夜节律变化。（3）唾液皮质醇。（4）24h尿游离皮质醇（UFC）。（5）地塞米松抑制试验：①小剂量地塞米松抑制试验（LDDST）：用于定性诊断。②大剂量地塞米松抑制试验（HDDST）：用于病因鉴别。③大、小剂量地塞米松联合抑制试验。（6）早晨8时血浆ACTH测定。（7）CRH兴奋试验。（8）LDDST－CRH联合试验。（9）双侧岩下静脉窦插管取血测ACTH。（10）影像检查：首选CT、B超声检查，MRI检查。

92. D 如血尿皮质醇水平增高，进一步行小剂量地塞米松抑制试验可鉴别单纯性肥胖和库欣综合征。

93. F 小剂量地塞米松抑制试验是库欣综合征的定性诊断试验，主要用于单纯性肥胖与皮质醇增多症的鉴别。正常人的抑制率可超过50%，不能抑制到50%者，提示有库欣综合征可能。如小剂量地塞米松试验未被抑制，则进一步行大剂量地塞米松抑制试验来进行定位诊断。

94. CEIK 大剂量地塞米松抑制试验，如果能抑制即提示垂体来源，如果不能抑制行肾上腺影像学检查，即可发现肾上腺来源的库欣综合征。一般来说，垂体ACTH瘤（库欣病）患者血浆ACTH水平升高，而肾上腺皮质腺瘤患者血浆ACTH水平反馈性降低；两者均不可被小剂量地塞米松抑制实验抑制，但库欣病可被大剂量地塞米松抑制实验抑制，肾上腺皮质腺瘤则不被抑制；行CRH兴奋试验，库欣病正常反应或过度，肾上腺皮质腺瘤无反应。

95. DG 皮质醇本身也有一定的保钠排钾作用，库欣综合征的高血压一般为轻至中度，低血钾碱中毒的程度也较轻，但肾上腺皮质癌和异位ACTH综合征患者由于皮质醇分泌量的大幅度上升，同时盐皮质激素分泌增加，因而低血钾碱中毒的程度常比较严重。

96. CE 治疗上，能够抑制肾上腺皮质激素合成的药物包括：米托坦（抑制皮质醇合成中的多种酶，可直接作用于肾上腺细胞）、氨鲁米特（对皮质醇合成中的多种酶有抑制作用）、甲吡酮（11β－羟化酶抑制剂）、酮康唑（抑制皮质醇合成中的多种酶）。

97. E 甲状腺功能亢进症又称Graves病或毒性弥漫性甲状腺肿。是一种自身免疫性疾病，临床表现并不限于甲状腺，而是一种多系统的综合征。一般患者均有神经质、怕热多汗、皮肤潮湿、心悸乏力和体重减轻等。部分患者可有低热。不少患者主诉甲状腺肿大，甲状腺呈弥漫性对称性肿大，质软、吞咽时上下移动，少数患者的甲状腺肿大不对称或肿大不明显。此外可有突眼、食欲亢进。结合题干，该年轻女性心悸，突眼，消瘦，烦躁易怒，该患者诊断可能为甲状腺功能亢进症。

98. A 当甲状腺素水平高时可考虑甲状腺功能亢进，此时若 TSH 高，则考虑继发性甲亢；若 TSH 低，可考虑原发性甲亢可能。

99. ACF GO 又称为浸润性突眼，发病与免疫和遗传有关。有 25% ~50% 的病人有不同程度的 GO。甲亢与突眼发生的顺序：43% 两者同时发生，44% 甲亢先于突眼发生。应用抗甲状腺药物使甲亢症状缓解，突眼有加重可能。浸润性突眼的轻重程度与甲状腺功能亢进的程度无明显关系。在所有眼病中，约 5% 的患者仅有浸润性突眼而临床无甲亢表现。

100. AF 活动性浸润性突眼一般不选择放射碘治疗，可使其加重；甲亢控制不宜过快，过快会使 TSH 水平迅速增加，不利于眼病的改善，可以考虑合用L – T_4。普萘洛尔用于对症治疗，不是必须使用。夜间建议高枕卧位。

全真模拟试卷（五）答案解析

一、单选题

1. C 腺垂体功能减退，由腺垂体分泌的 TSH 减少，甲状腺功能 T_4、FT_4降低，T_3、FT_3正常或降低。

2. A 生物膜的主要成分是蛋白质和磷脂。

3. C 葡萄糖调节受损（IGR）包括糖耐量受损（IGT）和空腹血糖受损（IFG），两者可单独或合并出现。FPG 3.9 ~ 6.0mmol/L（70 ~ 108mg/dl）为正常；6.1 ~ 6.9mmol/L（110 ~ 125mg/dl）为 IFG；OGTT 2h PG < 7.7mmol/L（139mg/dl）为正常糖耐量；7.8 ~ 11.0mmol/L（140 ~ 199mg/dl）为 IGT。结合患者 FPG 6.75mmol/L，OGTT2h 9.6mmol/L，诊断为 IGR。

4. A 腺垂体危象禁用麻醉药、镇静药、催眠类药物或降血糖药物，氯丙嗪属于镇静药物。

5. D 动脉粥样硬化常见于高脂血症，脂质代谢异常是其最重要的危险因素。胆固醇、甘油三酯（三酰甘油）、β - 脂蛋白增高均会增加动脉粥样硬化的几率。

6. D 2 型糖尿病“三多一少”症状常不明显，尿糖检查也不一定阳性，空腹血糖也不一定升高，常需要 OGTT 试验来判断糖耐量状态。

7. E 单纯性甲状腺肿，也称为非毒性甲状腺肿，是指非炎症和非肿瘤原因，不伴有临床甲状腺功能异常的甲状腺肿。甲状腺呈弥漫性或结节性肿大，重量 60 ~ 1000g，切面可见结节、纤维化、出血和钙化。

8. D 血糖升高是诊断糖尿病的主要依据，但血糖值反映的是瞬间的血糖状态，因此血糖正常亦不可轻易排除糖尿病；糖尿病的临床表现常被描述为“三多一少”，即多尿、多饮、多食和体重减轻，但多数患者临床症状轻微，半数以上无任何症状，三多一少症状是诊断糖尿病的重要线索，但并非所有糖尿病病人必有的症状；尿糖阳性是诊断糖尿病的重要线索，但尿糖阳性只能提示血糖值超过肾糖阈，相反尿糖阴性亦不能排除糖尿病可能，糖尿病并发肾脏病变时，肾糖阈升高，虽然血糖升高，但尿糖可为阴性；1 型糖尿病以胰岛细胞破坏、功能衰竭，体内胰岛素分泌不足进行性加重为特征，易发生自发性低血糖反应。

9. B 甲状旁腺激素是甲状旁腺主细胞分泌的多肽类激素，主要功能是调节体内钙和磷的代谢，促使血钙水平升高，血磷水平下降，其分泌主要受血浆钙离子浓度的调节，血浆钙离子浓度升高，甲状旁腺激素的分泌即受到抑制；血浆钙离子浓度降低，则刺激甲状旁腺激素的分泌。

10. C 通过 G 蛋白偶联受体发挥其生物效应的有以下几种激素：黄体生成素、促肾上腺皮质激素（ACTH）、促甲状腺激素等。

11. E 经药物治疗后复发、甲状腺肿大较明显且伴有甲亢性心脏病或肝功能损害、中老年甲亢宜采用^{131}I 治疗。放射碘治疗禁忌证：①妊娠、哺乳期妇女；②25 岁以下；③严重心脏、肝肾衰竭或活动性肺结核；④白细胞低于 3×10^9/L 或粒细胞低于 1.5×10^9/L；⑤重症浸润性突眼；

⑥甲状腺危象。

12. B 口服抗甲状腺药物主要不良反应为粒细胞减少，从而导致患者高热，建议完善血象检查。

13. E 浸润性突眼为弥漫性甲状腺肿伴甲状腺功能亢进症中的特殊表现之一。发病率占甲亢的5% ~10%，男性多于女性，约5%的患者仅有浸润性突眼而临床无甲亢表现。浸润性突眼患者常有明显的自觉症状，在浸润性突眼患者中，球后组织中脂肪组织及纤维组织增多，黏多糖沉积与透明质酸增多，淋巴细胞及浆细胞浸润；眼肌纤维增粗，纹理模糊，脂肪增多，肌纤维透明变性，断裂及破坏，肌细胞内黏多糖及透明质酸亦增多。可出现球结膜充血、水肿。

14. E 糖尿病肾病（DN）的特点是与糖尿病病程有关，可有大量蛋白尿、水肿、血浆蛋白下降，蛋白尿是DN最重要的临床表现。早期可以是间歇性的、微量的清蛋白尿；晚期常常是持续性的、大量的蛋白尿。坏死性乳头炎颇少见，不是常发生，其他几项不是糖尿病肾病的特点。

15. D 夏科（Charcot）关节是与神经病变相关的骨关节的非感染性破坏，与神经营养不良和外伤有关，好发于足部和下肢各关节，受累关节有广泛骨质破坏和畸形。

16. D 皮疹的发生率约为2% ~3%，可先试用抗组胺药，皮疹严重时应停药，以免发生剥脱性皮炎。

17. D 容量负荷过重主要有：①瓣膜反流性疾病：如二尖瓣关闭不全，主动脉瓣关闭不全，三尖瓣关闭不全等；②心内外分流性疾病：如房间隔缺损，室间隔缺损，动脉导管未闭等；③全身性血容量增多的情况：如甲状腺功能亢进、慢性贫血、动静脉瘘、脚气病等常有双室容量负荷过重。不论是原发性心肌损害或心室负荷过重最终必引起心肌结构和功能的改变而导致心力衰竭。

18. B 游离脂肪酸 Free Fatty Acid（FFA），是中性脂肪分解而成。当肌肉活动所需能源耗尽时，脂肪组织会分解中性脂肪为游离脂肪酸来充当能源使用，游离脂肪酸是机体进行持久活动所需的物质，但也是导致氧化应激的重要物质之一。

19. C 2型糖尿病常在40岁以后起病，有较强的2型糖尿病家族史。糖尿病症状指多尿、烦渴多饮和难于解释的体重减轻。空腹血糖FPG 3.9 ~6.0mmol/L（70 ~108mg/dl）为正常。根据患者口渴，多饮多尿半年，身高165cm，体重52kg，查空腹血糖9.8mmol/L，考虑为2型糖尿病。患者体重偏瘦，故应在饮食控制及运动的基础上加促胰岛素分泌药（磺脲类药物），主要药理作用是刺激胰岛β细胞分泌胰岛素，增加体内的胰岛素水平。

20. C 由于B超检查具有简便、无创和费用低廉等优点，有一定的应用价值。但其定位诊断率为约为59%，因此，不能单纯依靠B超进行胰岛素瘤的术前定位诊断。

21. B 正常人禁水后，血浆渗透压可 < 290mOsm/(kg · H_2O)，尿渗透压可 > 800mOsm/(kg · H_2O)。注射加压素后，尿渗透压升高不超过9%，精神性多饮者与正常人反应接近。而中枢性尿崩症患者在禁水后尿渗透压无明显升高，血浆渗透压升高，注射加压素后尿渗透压升高超过9%甚至成倍升高，该患者血浆渗透压峰值 > 300mOsm/（kg · H_2O），尿渗透压低于血浆渗透压，完全性中枢性尿崩症诊断基本明确，适合首选去氨加压素（弥凝）治疗。

22. B 此患者右侧肾上腺可见较大、

低密度肿块，伴轻度环形强化，结合患者有胸痛伴咳血病史，胸部CT提示中央型肺癌，故考虑右侧肾上腺转移瘤可能性大。肾上腺囊肿无强化，可排除。肾上腺腺瘤通常较小，并且有脂肪密度，强化显著，可排除。肾上腺腺癌瘤体通常较大，密度不均匀，通常不均匀强化，常可伴邻近结构的侵犯和转移，可排除。嗜铬细胞瘤显著强化，程度可接近主动脉，可排除。

23. C 磺脲类降糖药最常见的不良反应为低血糖反应，还可能干扰心肌缺血预适应；胃肠道反应及乳酸性酸中毒为双胍类降糖药的不良反应；格列奈类及α-葡糖苷酶抑制剂需要频繁调整剂量。

24. C 中国成年人正常的体重指数是18.5～23.9kg/m²，≥24kg/m²为超重，≥28kg/m²为肥胖。

25. A 别嘌醇为非嘌呤类黄嘌呤氧化酶选择性抑制剂，适用于痛风患者高尿酸血症的长期治疗。在服用别嘌醇初期，由于血尿酸浓度降低，导致组织中沉积的尿酸盐动员，痛风发作频率增加。因而痛风急性发作时不应加用别嘌醇，余选项均为急性痛风发作的治疗用药。

26. E 先天性肾上腺皮质增生是由于皮质激素合成过程中所需酶的先天缺陷所致。进而导致血液中皮质醇浓度降低，由于负反馈作用刺激垂体分泌ACTH，血中ACTH水平升高。

二、多选题

27. ABCDE 脂蛋白的蛋白部分称为载脂蛋白（Apo），按载脂蛋白的成分分为ApoA、B、C、D、E，进一步可分各种亚型。

28. ABCDE 水摄入不足见于：①昏迷、创伤、拒食、吞咽困难，沙漠迷路、海滩、地震等致淡水供应断绝；②脑外伤、脑卒中等致渴感中枢迟钝或渗透压感受器不敏感。

29. ABD 中枢性性早熟诊断依据：①第二性征的提前出现。②垂体促性腺激素水平升高，达到青春期水平。（促性腺激素基础值，LH可做筛选，如果>5U/L，性腺轴已启动，不必再做GnRH激发试验。GnRH激发试验。）。③性腺增大。④性激素水平升高，达到青春期水平。⑤线性生长加速。⑥骨龄提前。其中前3项是诊断的必要条件。注意区分第二条与第四条。第二条是促性腺激素LH和FSH水平升高达到青春期水平。

30. BCE 临床上长期痛风的患者约1/3有肾脏损害，表现为以下3种形式。①尿酸钠盐肾病：为尿酸盐结晶在肾间质组织沉积所致。早期可仅有间歇性蛋白尿和镜下血尿，随着病程进展，蛋白尿逐渐转为持续性，肾脏浓缩功能受损，出现夜尿增多、等渗尿等。晚期发展为慢性肾功能不全。部分患者以痛风性肾病为最先的临床表现，而关节症状不明显，易与肾小球肾炎和原发性高血压肾损害等相混淆。②尿酸性肾石病：以尿酸性肾脏结石为首发表现。细小泥沙样结石可随尿液排出，较大结石常引起肾绞痛、血尿及尿路感染。10%～40%的痛风患者在痛风性关节炎首次发作前有1次或多次的肾绞痛发作。③急性尿酸性肾病多见于继发性高尿酸血症，主要见于肿瘤放疗化疗后，由于大量尿酸盐结晶堵塞肾小管、肾盂甚至输尿管所致。表现为突然出现少尿、无尿及迅速发展的氮质血症，甚至急性肾衰竭而死亡。对于痛风性肾病，在使用利尿药时应避免使用影响尿酸排泄的噻嗪类利尿药、呋塞米、利尿酸等，可选择螺内酯（安体舒通）等。

31. DE 糖尿病肾病的治疗要点：①调整生活方式：包括减肥、禁烟和加强体育锻炼，如每周3～4次轻、中度训练计划。②低蛋白饮食：如每日蛋白摄入量≤0.6g/kg，应适当补充α酮酸制剂。生长发育期、妊娠或合并有肝病者不宜过度限制蛋白。③严格控制血糖：糖化血红蛋白（HbAlc）的目标值＜7%，降糖措施除饮食治疗外，包括药物治疗和胰岛素治疗两大类。常用的降糖药物包括以下几种：磺脲类如格列美脲、格列本脲、格列吡嗪、格列奇特、格列喹酮等。④严格控制血压：主张联合应用；ACEI联合醛固酮拮抗药降低血压与微量或大量清蛋白尿优于单一制剂。肾衰竭的DN患者，高血压的治疗可选用长效的钙拮抗药、利尿药及β受体阻滞药。⑤纠正血脂紊乱：在药物选择上，如以血清胆固醇增高为主，则宜用羟甲基戊二酰辅酶A（HMGCoA）还原酶抑制药（即他汀类）；而以三酰甘油升高为主则宜选择贝特类降脂药。

32. AB 催乳素瘤的临床表现，女性的典型症状为闭经、泌乳和不孕。早期多表现为乳腺触摸性泌乳。男性可有性欲减退，阳痿，胡须生长缓慢，不育，乳腺发育，泌乳。

33. ABD 亚临床甲状腺功能减退需要替代治疗的有高胆固醇血症、血清TSH＞10mU/L、甲状腺自身抗体强阳性。

34. BCE 以下超声征象提示甲状腺癌的可能性大：①实性低回声结节；②结节内血供丰富（TSH正常情况下）；③结节形态和边缘不规则、晕圈缺如；④微小钙化、针尖样弥散分布或簇状分布的钙化；⑤同时伴有颈部淋巴结超声影像异常，如淋巴结呈圆形、边界不规则或模糊、内部回声不均、内部出现钙化、皮髓质分界不清、淋巴门消失或囊性变等。

35. BC 病因诊断方法：①大剂量地塞米松抑制试验：24h尿17－OH（或UFC）可被抑制50%以上，Cushing病符合率为80%；肾上腺腺瘤或腺癌者一般被抑制在50%以下。②CRH兴奋试验：Cushing病正常反应或过度反应，肾上腺腺瘤或腺癌或异位ACTH综合征者则不兴奋。

36. ABC 生长激素（促长骨生长和蛋白质合成）是幼年时促进生长起关键作用的激素；甲状腺激素是促进骨骼和神经系统发育的最重要激素；性激素是促进生殖系统生长和发育的激素；肾上腺素、垂体后叶素对生长和发育没有明显的影响。

37. ABDE β受体阻滞药适合于有心动过速和心律失常者。用此类药物前必须先用α受体阻滞药使血压下降，然后用小剂量β受体阻滞药，若单独使用β受体阻滞药可引起α肾上腺素能兴奋致血压升高，并有诱发心力衰竭和肺水肿的危险。故嗜铬细胞瘤引起的高血压，不应以β受体阻滞剂作为首选药物。

38. AB 放射性^{131}I治疗要点：一、适应证：①中度甲亢，年龄＞25岁者；②对抗甲状腺药物过敏，或长期治疗无效；③合并心、肝、肾疾病等不宜手术，或术后复发，或不愿手术者；④自主性高功能结节或腺瘤。二、禁忌证：①绝对禁忌证为妊娠、哺乳期妇女（^{131}I可透过胎盘，进入乳汁）；②甲亢危象；③年龄＜25岁，严重心、肝、肾衰竭等为相对禁忌证；④甲状腺摄碘低下者不适宜^{131}I治疗。治疗后2～4周症状减轻，甲状腺缩小。如6个月后仍未缓解可进行第2次治疗。⑤Ⅲ度白细胞低下。

39. ABCE 垂体由腺垂体（垂体前叶）和神经垂体（垂体后叶）组成，其中腺垂体占80%。主要合成和分泌6种激素：促肾上腺皮质激素（ACTH）、促甲状腺素（TSH）、生长激素（GH）、卵泡刺激素（FSH）和黄体生成素（LH）（两者合称为促性腺激素，GnH）以及催乳素（PRL），对机体生长发育、生殖、能量代谢和应激等多种生命现象起着重要的调节作用。抗利尿激素是下丘脑分泌的。

40. ABCD 激素分泌与传递作用方式主要有4种：①远距离分泌：即激素通过血液转运到达作用的靶组织；②旁分泌：即在激素产生的局部发挥作用，例如睾酮作用于睾丸局部控制精子形成；③腔内自分泌：即细胞内的化学物质直接作用在自身细胞；④神经分泌：如下丘脑视上核和室旁核合成精氨酸加压素（AVP），经下丘脑－垂体神经束移行至垂体后叶。

41. ABDE 原发性甲旁亢血清PTH常明显升高，血钙升高、血磷一般降低，血氯正常；继发性甲旁亢病人血清PTH也可明显增高，但血清钙常降低，继发性甲旁亢可被皮质醇抑制试验抑制；两者血AKP均可升高，散发性甲旁亢多由继发性甲旁亢发展而来。

42. BCD 胰高血糖素瘤较为罕见。表现为高血糖、厌食、舌炎、口角炎、贫血、腹泻、静脉血栓形成、特征性的移行性坏死性红斑等。在出现临床症状时，胰高血糖素瘤通常体积较大，并已发生转移。

43. CE 常量元素矿物质Ca、Mg是构成骨骼的主要元素，其含量虽少，但是对机体的代谢和多种生物活动有重要影响。

44. ABCDE 原醛症指肾上腺皮质自主分泌醛固酮，导致机体保钠排钾，肾素－血管紧张素系统活性受抑制，表现为高血压及低血钾。原醛症主要临床表现中高血压最常出现；慢性失钾致肾小管上皮细胞呈空泡变性，浓缩功能减退，伴多尿、多饮；低钾可致阵发性室上性心动过速等心律失常，最严重时可发生心室颤动；血钾降低导致肌无力及周期性瘫痪，肢体麻木，手足抽搐；长期缺钾还可导致儿童生长发育障碍。

45. ABD 1型糖尿病病因是体内胰岛素绝对不足，多数青少年发病，起病较急，症状较重，甚至以糖尿病酮症酸中毒就诊，尿酮体测定阳性提示胰岛素缺乏，警告糖尿病患者即将或可能已存在酮症酸中毒，需予外源性胰岛素治疗。

46. BCD 甲状旁腺功能减退症是指甲状旁腺素分泌过少和（或）效应不足引起的一组临床综合征。其特点是手足抽搐、癫痫样发作、低钙血症和高磷血症。临床常见类型有特发性甲状旁腺功能减退症、继发性甲状旁腺功能减退症、低血镁性甲状旁腺功能减退症，少见类型包括假性甲状旁腺功能减退症等。

三、共用题干单选题

47. B 患者饮酒后数小时内出现关节红肿热痛，既往发作时多于4～6天内自行缓解，因此考虑急性痛风性关节炎可能性大。急性痛风性关节炎期常有以下特点：①多在午夜或清晨突然起病，关节剧痛；数小时内受累关节出现红、肿、热、痛和功能障碍；②单侧第1跖趾关节最常见；③发作呈自限性，多于2周内自行缓解；④可伴高尿酸血症，但部分急性发作时血尿酸水平正常；⑤关节液或痛风石中发现尿酸盐结晶；⑥秋水仙碱可迅速缓解症状；⑦可伴有发热等。

48. A 关节液或痛风石内容物检查可在偏振光显微镜下见双折光的针形尿酸盐结晶，对痛风性关节炎具有诊断意义。

49. C 秋水仙碱、非甾类抗炎药（NSAIDS）和糖皮质激素是急性痛风性关节炎治疗的一线药物，应尽早使用。急性发作期不进行降尿酸治疗。糖皮质激素常用于NSAIDS、秋水仙碱治疗无效或禁忌、肾功能不全者。柳氮磺吡啶常用于溃疡性结肠炎、类风湿性关节炎的治疗。

50. B 根据题干，患者为 2 型糖尿病，体型偏胖，适用二甲双胍降糖治疗。二甲双胍主要药理作用是通过抑制糖原异生和糖原分解，减少肝脏葡萄糖的输出而降低血糖；也可提高外周组织（如肌肉、脂肪）葡萄糖的运转能力以促进对葡萄糖的摄取和利用，同时降低体重，改善胰岛素敏感性，减轻胰岛素抵抗。许多国家和国际组织制定的糖尿病指南中推荐二甲双胍作为超重和肥胖 2 型糖尿病患者控制高血糖的一线用药。

51. E 葡糖苷酶抑制剂的作用机制是可逆性地抑制小肠 α 葡糖苷酶，进而阻碍糖类分解为单糖（主要为葡萄糖），延缓葡萄糖的吸收，降低餐后高血糖。目前已成为重要的口服治疗糖尿病药物之一，可单独或与其他降糖药合用，主要用于控制餐后高血糖，并作为糖耐量异常的干预用药。

52. A 该病人最可能的诊断是桥本病伴一过性甲状腺毒症。桥本甲状腺炎是公认的器官特异性自身免疫病，具有一定的遗传倾向，本病的特征是存在高滴度的甲状腺过氧化物酶抗体（TPOAb）和甲状腺球蛋白抗体（TgAb），临床表现为甲状腺中度肿大，质地坚硬。甲状腺毒症疾病活动期过后，储存于甲状腺的激素经过数周耗竭已无力以高浓度释放入血，呈现甲状腺功能“正常”阶段：T_3、T_4 正常或轻度增高，TSH 轻度降低，甲状腺碘摄取率仍偏低。结合该患者 TPOAb 和 TgAb 显著增高且甲状腺Ⅱ度肿大，似有结节，质地韧硬，T_3、T_4 增高，TSH 降低；TgAb、TPOAb 明显增高，TSAb（－），诊断为桥本甲状腺炎合并甲状腺毒症。

53. A 诊断为桥本甲状腺炎合并甲状腺毒症，故需给予抗甲状腺药物治疗。

54. C 桥本甲状腺炎是公认的器官特异性自身免疫病，甲状腺毒症期在发病最初几周，50% ~60% 病人出现一过性甲状腺毒症，因腺体破坏，甲状腺激素释放入血所致。甲状腺碘摄取率（RAIU）明显降低，24h 常 <10%，甚至 <2%，因滤泡细胞破坏所致。

55. B 不采用手术和放射碘治疗，以免加速甲减的发生，用药过程中注意复查甲亢 3 项，因其易导致甲状腺功能减退。

56. E 良性突眼不会出现眼睛异物感和球结膜充血。浸润性突眼患者常有明显的自觉症状，如畏光、流泪、复视、视力减退、眼部胀痛、刺痛、异物感等。突眼度一般在 18mm 以上。由于眼球高度突出，使眼睛不能闭合，结膜、角膜外露而引起充血、水肿、角膜溃疡等。重者可出现全眼球炎，甚至失明。

57. C 手术治疗的禁忌证：①浸润性突眼；②甲亢合并较重心、肝、肾、肺疾病，全身状况差不能耐受手术者；③妊娠早期（第 3 个月前）及晚期（第 6 个月后）。妊娠 8 个月合并甲状腺功能亢进不适宜手术。

58. A 2 型糖尿病症状指多尿、烦渴多饮和难以解释的体重减轻。FPG 3.9 ~6.0mmol/L（70 ~108mg/dl）为正常；FPG≥7.0mmol/L（126mg/dl）应考虑糖尿病。成人隐匿性自身免疫性糖尿病（LADA），其特点为起病年龄 >15 岁，早期应用饮食控制或口服降血糖药物有效，发病 6 个月内不依赖胰岛素无酮症酸中毒发生；发病时多为非肥胖；体内胰岛 β 细胞抗体常持续阳性；具有 1 型糖尿病的易感基因；常伴阳性的甲状腺和胃壁细胞等其他器官特异性抗体。常被误诊为 2 型糖尿病。患者 46 岁，口渴、多饮、多尿、体重下降，空腹血糖 17.9mmol/L，年龄大于 15 岁，尿酮体（＋＋），发病 6 个月内无酮症发生，发病时非肥胖，BMI 小于 25 kg/m^2，因此除 2 型糖尿病外还要考虑 LADA。

59. D 鉴别 LADA 与 2 型糖尿病可通过查 GAD65 抗体。

60. D 无论 LADA 还是 2 型糖尿病均可使用胰岛素保护胰岛 β 细胞功能。

61. D 糖尿病非酮症性高渗性昏迷系患者原有胰岛素分泌不足，血糖急骤上升，促进糖代谢紊乱加重，致细胞外液呈高渗状态，发生低血容量高渗性脱水，引起的神经系统异常；患者多有严重的脱水征，表现为皮肤黏膜干燥、眼球凹陷、脉搏细速，严重时呈现休克状态；神经精神症状除昏迷外，还可出现各种神经系统体征，如癫痫、偏瘫、视觉障碍、病理征阳性或中枢性发热等。血糖多超过 33. 3mmol/L，尿糖多呈强阳性。该患者有糖尿病家族史，突发左上肢抽搐、昏迷来诊，实验室检查：血糖 33mmol/L，尿糖（+++），血钠 155 mmol/L 提示血浆渗透压升高明显，应考虑糖尿病非酮症性高渗性昏迷。

62. B 有效血浆渗透压是诊断糖尿病非酮症性高渗性昏迷的主要依据，有效血浆渗透压 = 2 ×（钠离子浓度 + 钾离子浓度）+ 血糖（mmol/L），有效血浆渗透压≥320 mOsm/L可明确诊断本病。

63. D 糖尿病非酮症性高渗性昏迷的治疗措施：①补液：是至关重要的一步，对预后起着决定性作用；②胰岛素：一般采用静脉持续滴注小剂量普通胰岛素，血糖下降速度不宜过快，以免诱发脑水肿；③纠正电解质紊乱：关键是补钾，以氯化钾为主；④纠正酸中毒：只要程度不重，一般不考虑使用碱性药物；⑤纠正诱发因素。

64. C 该患者以高血压、低血钾、性激素缺乏、原发性闭经为特点，临床考虑为先天性肾上腺皮质增生。在肾上腺类固醇激素合成过程中，由于某种酶缺陷，如 11β－或 17α－羟化酶缺陷时，醛固酮的合成减少，但去氧皮质酮（DOC）、皮质酮（B）、18－羟去氧皮质酮（18－OH－DOC）及 18－羟皮质酮（18－OH－B）的生成增加，临床上出现盐皮质激素增多所致的高血压、低血钾等症状，但因同时也存在性激素合成障碍而表现为性腺发育异常，如原发性闭经、假两性畸形等。

65. E 由于缺乏 17α－羟化酶，孕酮无法转化为 17－羟孕酮。

66. A 因先天性缺乏羟化酶，在胎儿时期即不能合成雌激素及雄激素。正常肾上腺皮质受损后，ACTH 水平由于缺乏正常负反馈抑制而升高。女性青春期无第二性征，原发闭经，男性在胚胎早期睾丸失去正常功能。生殖器势必向女性发展。治疗主要应用糖皮质激素替代治疗及性激素替代治疗。高血压、低血钾为盐皮质激素增多所致。

四、案例分析题

67. D 皮质醇增多症即库欣综合征，临床表现为向心性肥胖、糖尿病和糖耐量低减、高血压和低血钾、性腺功能紊乱和出现皮肤菲薄、宽大紫纹，皮肤毛细血管脆性增加而易有瘀斑等。结合患者有进行性向心性肥胖，闭经，面部及胸部有痤疮，下腹部有紫纹等症状，可能的诊断是皮质醇增多症。

68. ACD 皮质醇增多症临床表现：①典型的向心性肥胖指脸部及躯干部胖，但四肢包括臀部不胖。满月脸、水牛背、悬垂腹和锁骨上窝脂肪垫是库欣综合征的特征性临床表现。②长期负氮平衡可引起肌肉萎缩无力，以肢带肌更为明显；因胶原蛋白减少而出现皮肤菲薄、宽大紫纹，皮肤毛细血管脆性增加而易有瘀斑；骨基质减少，骨钙丢失而出现严重骨质疏松。

③库欣综合征时高水平的血皮质醇是高血压、低血钾的主要原因。④性腺功能紊乱导致库欣综合征患者常有痤疮，女子多毛，甚至女子男性化的表现，脱发、头皮多油很常见。

69. ADE 皮质醇增多症是由于肾上腺皮质分泌过量的糖皮质激素所致的蛋白质、碳水化合物及脂肪等代谢紊乱，导致胶原蛋白流失，同时由于肥胖、皮肤薄、皮肤弹力纤维断裂等形成皮肤紫纹。

70. D 垂体病变引起的皮质醇增多症即库欣病，经蝶窦切除垂体微腺瘤是治疗的首选方法。

71. ABCDF 由于患者以身材矮小就诊，故怀疑为内分泌疾病，因此需检查生长激素，甲状腺激素以及性激素，同时还需检查血生化和血常规排除其他基础疾病的存在。

72. ABFG 可能导致青少年身材矮小的病因包括垂体性侏儒、青春期发育迟缓以及原发性甲状腺功能减退；由于患者阴茎、睾丸幼年型，双下肢轻度水肿，还可怀疑为先天性肾上腺增生。

73. ABDEF 由于患者怀疑为原发性甲状腺功能减退，故需进行甲状腺激素测定、甲状腺自身抗体测定；怀疑为垂体性侏儒，故需进行生长激素激发试验；怀疑为先天性肾上腺增生，故需进行染色体核型分析以及促肾上腺皮质激素测定。

74. A 桥本甲状腺炎典型的临床表现是甲状腺呈弥漫性质韧无痛的轻中度肿大，而颈部局部压迫和全身症状并不明显，甲状腺功能可以正常或减退。根据患者的甲状腺肿大，表现为甲减的症状，故还需怀疑桥本甲状腺炎。

75. ABCD 该患者有明确的甲亢病史及典型的甲亢临床表现，病程当中出现气短、夜间阵发性呼吸困难及颈静脉怒张、肝脏增大和双下肢水肿等心功能不全的表现，且心脏查体提示心房颤动，应首先考虑甲亢性心脏病。心尖部2/6级收缩期吹风样杂音考虑甲亢致循环血流加速引起，不考虑心瓣膜病。

76. ABCIJ 针对该患者，目前急需了解其甲亢程度及心脏情况，血总 T_3 和总 T_4 测定、游离 T_4（FT_4）和游离 T_3（FT_3）测定和TSH测定主要用于评价甲状腺功能状态，而心动超声和BNP水平可用于反映心脏病变情况及心功能。该患者已有明确甲亢病史，甲状腺B超、甲状腺放射性核素扫描、^{131}I摄取率、TSAb和反 T_3（rT_3）的测定不是必要的检查项目。

77. ABE 针对该患者，目前治疗以抗甲状腺药物治疗及改善心功能为主。对于仅有快速心律失常而不伴有不稳定型心绞痛和心衰的患者，可以单纯予以抗甲状腺药物的保守治疗。对于快速心律失常同时合并心绞痛以及甲状腺危象的患者需要快速纠正心律，可以使用β受体阻断剂，但有明确心衰迹象者严格控制适应证及剂量。由于可能存在血流动力学的不良反应，这些患者需要进行血流动力学监测。在甲功正常后部分房颤可以被逆转，但取决于患者的年龄、房颤的病程、心房的大小和原有心脏的情况。甲亢合并充血性心衰的患者，传统的治疗是使用利尿剂，如静脉使用呋塞米，以减少心脏的容量负荷。地高辛对甲亢心衰的疗效较差，尽管如此，对于合并房颤的心衰患者仍应考虑使用。甲亢心衰患者病情稳定后宜首选 ^{131}I治疗控制甲亢。有明显心衰，严重水肿，其他治疗方法效果差可行血滤治疗，但一般患者不需要，更不作为首选。该类患者可以考虑手术，但不首选。

78. ABCDE 甲亢患者可能同时存在病毒性肝炎，肝炎病毒标志物检测用于明确是否存在病毒性肝炎；此外，Graves 病为自身免疫性疾病，故肝功损害也应考虑到自身免疫性肝炎的可能。LKM、SAMA 主要用于自身免疫性肝炎诊断和鉴别诊断。抗核抗体用于自身免疫性疾病的筛选实验。抗 O（ASO）测定及 TPOAb 检查与评估肝脏功能无关；该患者无胆道造影的指征。

79. ABCDEF 甲亢患者出现肝功损害与下列因素有关：①肝脏对甲状腺激素的代谢、转化、排泄及甲状腺结合球蛋白的合成具有重要作用，20% 的 T_4 与 T_3 在肝内降解，与葡糖醛酸或硫酸结合后，经胆汁排入小肠，长期过多的甲状腺激素的转化代谢增加肝脏负担，同时可能会直接对肝脏产生毒性作用；②甲亢高代谢状态下，肝细胞耗氧量增加而肝血流却未相应增加，从而导致肝细胞缺氧缺血；③甲亢时体内各种代谢率增高，营养物质消耗增多，肝脏糖原分解增加，蛋白质、维生素的缺乏，加之病人胃肠道吸收功能失调，营养物质吸收减少，使营养补充不足而造成缺乏，使得肝脏自身的保护功能降低；④甲亢性心脏病时的充血性心力衰竭引起肝静脉淤血，加重肝损伤；⑤可能现时存在病毒性肝炎；⑥Graves 病为自身免疫性疾病，故肝功损害也应考虑到自身免疫性肝炎的可能。⑦抗甲状腺药物存在肝毒性副作用，PTU 的肝毒性通常是损伤肝细胞，MMI 的肝毒性作用是胆汁淤积。

80. BCDFG 该患者为女性，35 岁，颈前疼痛伴心慌、怕热，疼痛放射至耳部和头部，似有低热，符合亚急性甲状腺炎表现。该病以女性多见，发病前常有上呼吸道感染病史，随后甲状腺肿大并伴有甲状腺疼痛，疼痛可放射至下颌、耳后、颞枕等部位。可出现甲亢的症状，如心悸、气短、消瘦、食欲亢进、易激动和大便次数增加、多有发热等，故需检查甲状腺功能、甲状腺彩超；亚甲炎诊断依据除了临床表现外，尚可有 ESR 显著增快，以及血清甲状腺激素浓度升高与甲状腺摄碘率降低的双向分离现象，故需检查红细胞沉降率（ESR）、甲状腺摄碘率；甲状腺细针穿刺细胞学检查具有明确诊断的意义，故需做甲状腺活检。

81. D 亚急性甲状腺炎（SAT）表现为白细胞计数轻度升高，中性粒细胞正常或稍高。诊断标准（Ito 医院）：①甲状腺肿大、疼痛、触痛、质地硬，常伴上呼吸道感染症状和体征（发热、乏力、食欲缺乏、颈淋巴结肿大等）；②血沉异常；③甲状腺碘摄取率受抑制；④一过性甲状腺毒症；⑤血清 TgAb/TPOAb 阴性或低滴度升高；⑥FNAC 或活组织检查显示多核巨细胞或肉芽肿改变。符合上述 4 条即可诊断 SAT。结合患者的检查结果，可能的诊断为亚急性甲状腺炎（亚甲炎）。

82. ABCDE 甲状腺 ^{131}I 摄取率检查结果可正常、低于正常或高于正常，多数病人在正常水平。甲状腺核素扫描常显示甲状腺增大但摄碘减少，核素分布不均，为不规则的稀疏与浓集区，边界不清，具有“破补丁”样特征。如有较大结节可呈冷结节表现，即亚甲炎时甲状腺放射性核素扫描可见图像残缺或者显像不均匀，一叶肿大者常见无功能结节或一叶残缺。

83. BD 亚急性甲状腺炎典型病变为多核巨细胞包绕以胶质为核心（胶质吞噬）的滤泡损害，进一步形成肉芽肿。因此甲状腺细针穿刺细胞学检查（FNAC）时可见特征性多核巨细胞或肉芽肿样改变。

84. BDE 亚甲炎早期治疗以减轻炎症反应及缓解疼痛为目的。轻症可用抗生素（阿司匹林）、非甾体抗炎药或环氧酶 - 2 抑制剂。糖皮质激素（泼尼松）适用于疼痛剧烈、体温持续显著升高、水杨酸或其他非甾体抗炎药治疗无效者。甲状腺毒症明显者，可以使用β受体阻断剂（普萘洛尔）。由于本病并无甲状腺激素过量生成，故不使用抗甲状腺药物治疗。甲状腺激素用于甲减明显、持续时间久者。

85. ABCDEF 根据已有的检查结果，初步考虑为低血钙性手足搐搦，应考虑甲状旁腺相关疾病、维生素D相关疾病等。如果考虑存在甲状旁腺功能减退症，应进行血钙、磷、ALP、PTH、24小时尿电解质及肾功能等检查，明确钙磷代谢状况。同时应注意是否存在自身免疫性多内分泌腺病综合征，检查有无由于肾上腺皮质功能减退导致的皮肤色素沉着、皮肤念珠菌病等。患者病史较长，应考虑是否存在其他伴随表现，如软组织钙化、肌肉损害等。患者近1个月出现间断憋气伴心慌、头昏，近期症状发作频繁，应行头颅CT检查和心肌酶谱检查，排除心脏疾病的可能。

86. C 特发性甲状旁腺功能减退症病因未明，可能也与自身免疫异常有关，同时也可与其他自身免疫性疾病同时存在构成APS。APS是指在一生中同时或先后发生两种以上的自身免疫性内分泌腺和非内分泌腺的疾病，其中绝大多数为内分泌腺体功能减退。APS可分为两型。APSⅠ型包括甲旁减、自身免疫性肾上腺皮质功能减退、原发性甲状腺功能减退、念珠菌感染等。APSⅡ型主要包括自身免疫性甲状腺疾病、1型糖尿病和淋巴性垂体炎等。

87. ADE 原发性甲状旁腺功能减退症的治疗需要终生给予维生素D_3和钙剂治疗，另外，低血镁会影响甲状旁腺激素的合成，因此甲旁减的患者需要注意监测血镁并注意补镁。

88. AB 甲状旁腺功能减退患者治疗的目标是控制患者症状，减少并发症的发生，并预防在治疗过程中出现的维生素D中毒及泌尿系结石等，如在治疗过程中出现尿钙升高及结石形成，不一定必须将血钙维持在正常，只要无明显症状即可，同时可口服氢氯噻嗪，减少尿钙排出。

89. ABCD 空腹体检血糖超标，要考虑糖尿病可能，需行OGTT目前诊断。同时行糖化血红蛋白，糖尿病分型抗体检测，胰岛素功能测定以指导治疗。

90. B 2型糖尿病症状指多尿、烦渴多饮和难于解释的体重减轻。FPG 3.9～6.0mmol/L（70～108mg/dl）为正常；FPG≥7.0mmol/L（126mg/dl）应考虑糖尿病。2hPG＜7.7mmol/L（139mg/dl）为正常糖耐量；2hPG≥11.1mmol/L（200mg/dl）应考虑糖尿病。结合患者空腹血糖7.9mmol/L，2小时血糖15.3mmol/L，糖尿病分型抗体阴性，诊断为2型糖尿病。

91. BCDEF 该患者为肥胖的2型糖尿病，胰岛功能好，糖尿病的处理强调早期发现、早期治疗、合理治疗及长期治疗。目前血糖的控制仍按国际糖尿病联盟（IDF）提出的5点要求进行，即糖尿病教育、血糖监测、医学营养治疗（饮食控制）、运动治疗和药物治疗。

92. ABCDE 根据2010年中国糖尿病指南的建议，2型糖尿病控制目标包括空腹血糖低于7.2mmol/L，餐后2小时血糖低于10mmol/L，糖化血红蛋白低于7%，血压低于130/80mmHg，体重指数低于24kg/m^2，甘油三酯低于1.7mmol/L。

93. E 在临床上，对不明原因的体重下降、低热、腹泻、手抖、心动过速、心房纤颤、肌无力等均应考虑甲亢的可能。患者怕热、多汗、心悸、易饥、多食、体重下降是甲亢的典型症状。

94. B 重症肌无力主要累及眼肌，表现为眼睑下垂；周围神经炎表现为四肢远端为主的弛缓型不全瘫痪，肌张力减低；

甲亢性肌病多起病缓慢，表现为进行性肌肉萎缩和无力；肌营养不良症主要表现为进行性加重的骨骼肌萎缩和无力；周期性麻痹可表现为突然出现的双下肢无力。

95. D 甲状腺功能是甲亢定性诊断不可缺少的检查。血 FT_3、FT_4（或 TT_3、TT_4）增高及 TSH 降低（< 0.1mU/L）者符合甲亢的诊断标准。

96. EG 抗甲状腺药物分为两类：硫脲类的丙硫氧嘧啶（PTU）；咪唑类的甲巯咪唑（MM，商品名他巴唑）和卡比马唑（CMZ，商品名甲亢平）。PTU 和 MM 是目前治疗甲亢的两种最主要的抗甲状腺药物。

97. BD 上述药物的缺点：①疗程长，一般需 2 年以上；②停药后复发率较高；③可引起肝损害或粒细胞缺乏等。故一般用前要查肝功能及血象以确定是否能用药。

98. DH 抗甲状腺药物发生率相对较高且较严重的副作用为粒细胞缺乏。因此，为了防止粒细胞缺乏的发生，在早期应每 1～2 周查白细胞 1 次，当白细胞少于 2.5×10^9/L、中性粒细胞少于 1.5×10^9/L 时应考虑停药观察。

99. G 甲亢危象及妊娠前 3 个月首选丙硫氧嘧啶。甲亢危象诊断确定后应立即给予大剂量抗甲状腺药物抑制 TH 的合成。首选丙硫氧嘧啶（PTU），首次剂量 600mg 口服或经胃管注入。妊娠期抗甲状腺药物剂量不宜过大，首选丙硫氧嘧啶（PTU），50～100mg，每日 1～2 次，每月监测甲状腺功能，依临床表现及检查结果调整剂量。

100. ABCDEF 手术治疗的适应证：①中、重度甲亢，长期服药无效，停药后复发，或不愿长期服药者；②甲状腺明显肿大，有压迫症状者；③胸骨后甲状腺肿伴甲亢者；④结节性甲状腺肿伴甲亢者。禁忌证：①浸润性突眼；②甲亢合并较重心、肝、肾、肺疾病，全身状况差不能耐受手术者；③妊娠早期（第 3 个月前）及晚期（第 6 个月后）。手术后复发可考虑为碘治疗、妊娠早期和后期口服药为首选，若需手术治疗，宜于妊娠中期（即妊娠第 4～6 个月）施行。

全真模拟试卷（六）答案解析

一、单选题

1. A 非酮症高渗性昏迷是经肾丢失水分过多引起，当失水量超过15%时，可出现高渗性昏迷。高渗性失水以补水为主，补钠为辅。目前多主张治疗开始时用等渗溶液，因大量输入等渗液不会引起溶血，有利于恢复血容量，纠正休克，改善肾血流量，恢复肾脏调节功能。经口、鼻饲者可直接补充水分，经静脉者可补充5%葡萄糖液、5%葡萄糖氯化钠液或0.9%氯化钠液。适当补钾及碱性液。

2. B 抗利尿激素分泌异常综合征（SIADH）表现为正常容量性低钠血症，一般无水肿。临床症状的轻重与ADH分泌量有关，同时取决于水负荷的程度。多数病人在限制水分时，可不表现典型症状。但若予以水负荷，则可出现水潴留及低钠血症表现。当血清钠浓度低于120mmol/L时，可出现食欲减退、恶心、呕吐、软弱无力、嗜睡，甚至精神错乱；当血清钠低于110mmol/L时，出现肌力减退，腱反射减弱或消失、惊厥、昏迷，如不及时处理可导致死亡。本病血浆渗透压常低于275mOsm/（kg·H_2O），而尿渗透压可高于血浆渗透压。由于血容量充分，肾小球滤过率增加，血清尿素氮、肌酐、尿酸等浓度常降低。

3. B 慢性肾病、骨软化症、甲状腺功能亢进症、抗抑郁药物均有可能引起钙磷代谢障碍，导致骨密度减低；冠心病主要导致心肌缺血缺氧或坏死，与骨密度改变无必然联系。

4. E 转移性低钾血症因细胞外钾转移至细胞内引起，表现为体内总钾量正常，细胞内钾增多，血清钾浓度降低。多见于代谢性或呼吸性碱中毒或酸中毒的恢复期。稀释性低钾血症见于水过多和水中毒。

5. D 生长激素、绒毛膜生长素和催乳素（PRL）是一组同源激素，分别和促进生长、刺激泌乳有关系。PRL主要是刺激泌乳作用。

6. D 原发性甲减伴特发性肾上腺皮质功能减退症和1型糖尿病属多发性内分泌腺自身免疫综合征的一种，称为Schmidt综合征。

7. B ①在嗜铬细胞瘤的诊断中，若尿MNs水平高于正常参考值4倍以上，那么几乎能明确诊断。MNs对诊断嗜铬细胞瘤的敏感性可达98%，特异性也可达90%。②尿VMA受很多因素干扰，有较高的假阳性与假阴性。

8. D 治疗糖尿病酮症酸中毒，补液及小剂量胰岛素是关键。多需补钾，而补碱宜慎重。一般当动脉血pH＜（7.1～7.0）或血HCO_3^-＜5mmol/L、CO_2 CP＜（4.5～6.7mmol/L）（10%～25%）时，可给予小量的1.25%碳酸氢钠。当血pH＞7.1或$HCOO_3^-$＞10mmol/L，CO_2 CP＞（11.2～13.5mmol/L）（25%～30%）可停止补碱，因过多过快补充碳酸氢钠溶液可致脑脊液pH反常性降低，血红蛋白的氧亲和力上升而加重组织缺氧。

9. A 由题干可知，患者为老年女性，糖尿病病史较长，长期口服降糖药治疗，血糖控制差。身高158cm，体重76kg，BMI＝体重÷身高^2（体重单位：千克；身高单位：米）＝76kg÷（1.58m）^{2}，计算为

28.8kg/m^2，肥胖诊断明确。现胰岛素治疗剂量 > 50U/d，血糖控制欠佳，考虑存在胰岛素抵抗，患者肝肾功能好的情况下，可使用二甲双胍或者噻唑烷酮类改善胰岛素抵抗。

10. B T1DM 的病理改变为自身免疫性疾病。T2DM 的病理改变为胰岛素抵抗、胰岛 β 细胞功能缺陷（①胰岛素量的缺陷、②胰岛素分泌模式的缺陷、③胰岛素功效的缺陷）。

11. E 多囊卵巢综合征常见症状闭经、多毛、不孕、肥胖；皮质醇增多症常见症状满月脸，多血质外貌，向心性肥胖，痤疮，紫纹，高血压，继发性糖尿病，骨质疏松等；甲状腺功能减退症是会引起水钠潴留，导致肥胖；肥胖生殖无能综合征伴有性腺功能减退症。嗜铬细胞瘤不会引起继发性肥胖。

12. C 甲状腺扫描除了可用于发现异位甲状腺及不易摸清的甲状腺肿大外，还可用于甲状腺结节的功能判断和良恶性的鉴别诊断。

13. C 患者体重增加 20kg，伴月经紊乱、多毛、头痛，提示可能由于肾上腺雄激素产生过多及皮质醇增多对促性腺激素有抑制作用。以及小剂量地塞米松抑制实验不被抑制，提示皮质醇分泌增多症，大剂量地塞米松抑制实验可被抑制，提示为垂体病变，可诊断为 Cushing 病。

14. A 内分泌系统主要由内分泌腺（包括垂体、甲状腺、甲状旁腺、肾上腺、性腺等）和分布在心血管、胃肠、肾、脂肪组织、脑（尤其下丘脑）的内分泌组织与细胞组成。

15. E 儿童 GHD 诊断一旦成立后，应尽快进行重组人生长激素治疗。本患者生长激素水平，明显增多，应使用胰岛素样生长因子皮下注射。

16. A 减少碘摄入量是甲亢的基础治疗之一。过量碘的摄入会加重和延长病程，增加复发的可能性，所以甲亢病人应当食用无碘食盐，忌用含碘药物和含碘造影剂。碘剂一般仅用于甲亢危象抑制甲状腺激素释放及术前减少甲状腺血流。

17. C 甲亢可引起浸润性突眼，患者常有明显的自觉症状，突眼度一般在 18mm 以上。对于轻度和稳定期的中、重度眼突可单用 ^{131}I 治疗。重度浸润性突眼不适合行 ^{131}I，^{131}I 治疗适应证为甲状腺肿大Ⅱ度以上者。

18. B 秋水仙碱可抑制炎性细胞趋化，对控制炎症、止痛有特效，大部分患者于用药后 24h 内疼痛可明显缓解。

19. A 中枢性面瘫，额肌与眼轮匝肌不受累，故蹙额、皱眉和闭目等动作皆无障碍。

20. B 仅有横纹肌受累的肌炎称为多发性肌炎（多肌炎），既有横纹肌炎症，又有皮肤病变称为皮肌炎。诊断标准包括：①对称性近端肌无力。②肌肉活检证实。③血清肌酶活性增高。④肌电图呈肌源性损害。⑤皮肌炎的典型皮疹。符合前 4 条诊断为多发性肌炎；符合前 3 ~ 4 条，同时有第 5 条者可做出皮肌炎诊断。

21. B AVP 是由下丘脑视上核及室旁核分泌，受血浆渗透压影响。

22. E 垂体催乳素腺瘤（PRL 瘤）在功能性垂体腺瘤中是最常见的疾病，约占垂体腺瘤的 50%，男女均可发病，女性的发病率比男性高。正常人 PRL 基础浓度一般 < 20μg/L，如果基础值 > 200μg/L，PRL 瘤的可能性极大，若 > 300μg/L 则可肯定，女性表现为闭经、溢乳。催乳素瘤细胞中的胞质颗粒为腺垂体细胞胞浆颗粒中最大者。PRL 瘤压迫的临床表现包括头痛、视力下降、视野缺损和其他脑神经压迫症状、癫痫发作、脑脊液鼻漏等。肿瘤体积较大时，压迫视交叉引起视力障碍。

23. E 1999 年 WHO 诊断标准：①空腹血糖受损 IFG 诊断标准为：空腹血浆血糖（FPG）> 6. 1mmol/L 并 < 7. 0mmol/L，且口服 75g 葡萄糖（OGTT）后 2h 血浆血糖（2hPG）< 7. 8mmol/L；②糖耐量受损 IGT 诊断标准为：空腹血糖正常，2hPG > 7. 8mmol/L 并 <11. 0mmol/L。

24. E 甲减性心脏病常见的表现包括心包积液、心肌肥大、冠心病、心力衰竭。

25. C Addison 病，又称原发性慢性肾上腺皮质功能减退症，由于双侧肾上腺绝大部分被毁所致，继发性者由下丘脑 - 垂体病变引起。主要病因有：①感染（如肾上腺结核、肾上腺真菌感染、严重脑膜炎球菌感染）。②自身免疫性肾上腺炎。③其他较少见病因如恶性肿瘤转移、淋巴瘤、放射治疗破坏、肾上腺脑白质营养不良症等。

二、多选题

26. ABCDE 黏液性水肿昏迷治疗包括：补充甲状腺激素，首先给予 T_3 静脉注射；保温、供氧、保持呼吸道通畅，必要时行气管切开、机械通气等；氢化可的松 200 ~ 300mg/d 持续静滴，患者清醒后逐渐减量；根据需要补液，入水量不宜过多；控制感染，治疗原发病。

27. ABCD 可引起低钙血症的因素包括：小肠吸收不好，骨软化症、维生素 D 缺乏，肾功能不全。恶性肿瘤通过骨转移促进破骨细胞作用或分泌体液因素（包括 PTH 相关蛋白、前列腺素和破骨细胞刺激因子等）引起高血钙。

28. ABCD RET 原癌基因筛查适用于 MEN-2 患者及其亲属、MEN-2 可疑患者、MTC 患者，尤其是年轻起病和（或）伴有甲状腺 C 细胞增生者。生化筛查项目包括：①基础和刺激后的血清降钙素；②尿中儿茶酚胺和甲氧基肾上腺素；③血清钙。

29. ABCD 胰岛素治疗适应证：①1 型糖尿病；②各种严重的糖尿病伴急、慢性并发症或处于应激状态，如急性感染、创伤、手术前后、妊娠和分娩；③2 型糖尿病经饮食、运动、口服降糖药物治疗后血糖控制不满意者，β 细胞功能明显减退者，新诊断并伴有明显高血糖者，无明显诱因出现体重显著下降者；④新发病且与 1 型糖尿病鉴别困难的消瘦糖尿病病人。

30. ABCDE 临床上反复发生空腹低血糖症提示有器质性疾病；餐后引起的反应性低血糖症，多见于功能性疾病。一、空腹低血糖症包括：①内源性胰岛素分泌过多：常见的有胰岛素瘤、自身免疫性低血糖等。②药物性：如注射胰岛素、服用磺脲类降糖药物、水杨酸、饮酒等。③重症疾病：如肝衰竭、心力衰竭、肾衰竭、营养不良等。④胰岛素拮抗激素缺乏：如胰高血糖素、生长激素、皮质醇等缺乏。⑤胰外肿瘤。二、餐后（反应性）低血糖症包括：①糖类代谢酶的先天性缺乏：如遗传性果糖不耐受症等。②特发性反应性低血糖症。③滋养性低血糖症（包括倾倒综合征）。④功能性低血糖症。⑤2 型糖尿病早期出现的进餐后期低血糖症。

31. ABCD $PaCO_2$ 既反映通气、换气功能，又反映酸碱状态。$PaCO_2$ 增高表示通气不足，为呼吸性酸中毒。pH 增高（pH > 7. 45）提示碱血症（alkalemia）；pH 减低（pH > 7. 5）则为酸血症（acidemia）。HCO_3^- 增加提示代谢性碱中毒，减低说明存在代谢性酸中毒。BE 为正值时，表示 BB 有剩余，提示存在代谢性碱中毒；BE 为负值时，表示 BB 不足，提示存在代谢性酸中毒。

32. BCD 水利尿剂（Tolvaptan）：①适合于高容量性低渗性低钠血症、抗利尿激素分泌失调综合征患者，尤其适用于自由水清除率大于 1.0 的限水无效患者。②用于轻、中度低钠血症的治疗。

33. ABCDE 由于本病的临床表现变化多端，早期诊断线索可呈甲亢、甲减或非毒性甲状腺肿，因此常被误诊而采取不适当的治疗措施。要减少误诊，关键在于提高对本病的认识和警惕性。

34. ABCE 亚急性甲状腺炎又称巨细胞甲状腺炎。根据实验室结果本病可以分为 3 期，即甲状腺毒症期、甲减期和恢复期。①甲状腺毒症期：血清 T_3、T_4升高，TSH 降低，^{131}I 摄取率减低（24 小时 <2%）。这就是本病特征性的血清甲状腺激素水平和甲状腺摄碘能力的“分离现象”。出现的原因是甲状腺滤泡被炎症破坏，其内储存的甲状腺激素释放进入循环，形成“破坏性甲状腺毒症”；而炎症损伤引起甲状腺细胞摄碘功能减低。此期血沉可 >100mm/h。②甲减期：血清 T_3、T_4逐渐下降至正常水平以下，TSH 回升至高于正常值，^{131}I 摄取率逐渐恢复。这是因为储存的甲状腺激素释放殆尽，甲状腺细胞处于恢复之中。③恢复期：血清 T_3、T_4、TSH 和^{131}I 摄取率恢复至正常。TgAb、TPOAb 阴性或水平很低。

35. ABCD 原发性醛固酮综合征因大量失钾，肾小管上皮细胞呈空泡变形，浓缩功能减退，伴多尿。

36. ACE ①磺脲类药物：磺脲类（SUs）属于促胰岛素分泌药，主要药理作用是刺激胰岛 β 细胞分泌胰岛素，增加体内的胰岛素水平。②胰岛受迷走神经与交感神经双重神经支配，前者通过乙酰胆碱作用于 M 受体直接促进胰岛素分泌。③静脉内输入葡萄糖可刺激胰岛 β 细胞引起胰岛素释放增加，从而可反映 β 细胞的功能状态。

37. ABCDE 原发性甲状旁腺功能亢进症主要表现为 PTH 合成与分泌过多，血钙增高和血磷降低。PTH 过多加速骨的吸收和破坏，长期进展可发生纤维囊性骨炎的病理改变，伴随破骨细胞的活动增加，成骨细胞活性也增加，故血碱性磷酸酶水平增高。骨骼病变以骨吸收、骨溶解增加为主，易导致多发性骨折。也可呈现骨质疏松或同时伴有骨软化/佝偻病，后者的发生可能与钙和维生素 D 摄入不足有关。由于尿钙和尿磷排出增加，磷酸钙和草酸钙盐沉积而形成肾结石、肾钙化，易有尿路感染、肾功能损害，晚期发展为尿毒症，此时血磷水平升高。血钙过高导致迁移性钙化，钙在软组织沉积，引起关节痛等症状。

38. AB 组氨酸和精氨酸是儿童发育时期的必需氨基酸。半胱氨酸和酪氨酸在体内能分别由蛋氨酸和苯丙氨酸合成，如果膳食中能够直接提供两种氨基酸，则人体对蛋氨酸和苯丙氨酸的需要减少 30% 和 50%，所以半胱氨酸和酪氨酸称为条件必需氨基酸或半必需氨基酸。

39. ABCDE Cushing 综合征有数种类型。典型病例表现为向心性肥胖、满月脸、多血质、紫纹等，多为垂体性 Cushing 病、肾上腺腺瘤、异位 ACTH 综合征中的缓进型；由于癌肿所致的重症病情严重，重型的主要特征为体重减轻、高血压、水肿、低钾性碱中毒；早期病例以高血压为主，向心性肥胖不够明显，临床可见以并发症如心衰、脑卒中、病理性骨折等为主诉就诊者；年龄较大患者 Cushing 综合征易被忽略；周期性或间歇性的机制不清，病因难明，一部分病例可能为垂体性或异位 ACTH 性 Cushing 病。

40. ABCE 甲状旁腺功能减退症是指甲状旁腺素分泌过少和（或）效应不足引起的一组临床综合征。其特点是手足抽搐、癫痫样发作、低钙血症和高磷血症。临床常见类型有特发性甲状旁腺功能减退症、继发性甲状旁腺功能减退症、低血镁性甲状旁腺功能减退症，少见类型包括假性甲状旁腺功能减退症等。

41. ABC 原发性甲旁亢心电图示心动过速，Q－T 间期缩短，有时伴心律失常。

42. ABC ①氢氯噻嗪：每次 25mg，每日 2～3 次，可使尿量减少约 50%。其作用机制可能是由于尿中排钠增加，体内缺钠，肾近曲小管水重吸收增加，到达远曲小管的原尿减少，因而尿量减少。长期服用可引起缺钾、高尿酸血症等，应适当补充钾盐。②卡马西平：能刺激 AVP 分泌，使尿量减少。每次 0.2g，每日 2～3 次。副作用有血粒细胞减少、肝损害、疲乏、眩晕等。③氯磺丙脲：该药可刺激垂体释放 AVP，并加强 AVP 的水重吸收作用，可增加肾小管 cAMP 的生成，但对 NDI 无效。每日剂量不超过 0.2g，早晨口服一次。本药可引起严重低血糖，也可引起水中毒，应加注意。

43. ABCE 嗜铬细胞瘤危象包括高血压危象、高血压与低血压交替、发作性低血压与休克、急性左心功能不全、上消化道大出血、糖尿病酮症酸中毒及低血糖危象等。

44. BCD 1969 年 Conn 曾提出诊断原醛症的 3 项标准。①高醛固酮：醛固酮分泌增多而不被高钠负荷引起的血容量增加所抑制。②低肾素：肾素分泌受抑制而不因立位及低钠刺激而分泌增加。③正常皮质醇：尿 17－羟皮质类固醇水平正常（或皮质醇水平正常）。Conn 认为不论有无低血钾，凡符合上述条件均可诊断，符合率达 94%。

45. ABCE 长期低钾可引起缺钾性肾病和肾功能障碍，浓缩功能减退，出现多尿，尤其是夜尿增多。低血钾可导致肾小管细胞内氨生成增加，伴发代谢性碱中毒，对于肝病患者可诱发肝性脑病。

三、共用题干单选题

46. A 垂体危象是指在全垂体功能减退基础上，各种应激如感染、败血症、腹泻、呕吐等诱发加重，临床可呈：高热型（>40℃）；低温型（<30℃）；低血糖型；低血压、循环虚脱型；该患者有分娩后出血史，产后无乳，无恢复月经，并有精神弱、乏力、毛发稀疏等垂体功能减退表现，考虑垂体危象可能性最大。

47. D 垂体危象的处理包括：①纠正低血糖：立即以 50% 葡萄糖溶液 40～80ml 静脉注射，继以 5% 葡萄糖氯化钠溶液持续静脉滴注，纠正低血糖同时纠正失水。②应用大剂量肾上腺皮质激素：补液中加入氢化可的松，200～300mg/d，分次应用，或地塞米松 5～10mg/d，分次应用。③纠正水和电解质紊乱：给予 5% 葡萄糖氯化钠溶液静脉输注，血钠严重降低的患者，需要给予高浓度的氯化钠溶液；记录患者出入量，避免输液过量。④纠正休克：腺垂体功能减退症危象时低血压、休克很常见，肾上腺皮质激素缺乏、失水、血容量不足、低血糖等是重要原因。经过以上治疗，多数患者血压逐渐回升，休克纠正而不需要用升压药。在一些严重患者，经上述治疗后血压恢复不满意者，仍需要使用升压药和综合抗休克治疗。⑤其他：去除诱因，感染是最常见、最重要的诱因，需要根据患者的情况选择抗生素抗感染治疗；低体温者需要用热水袋、电热毯等将患者体温回升至 35℃ 以上，并在用肾上腺皮质激素情况下开始用小剂量甲状腺素治疗；高热者需要物理和化学降温；慎用镇静药；性激素治疗多在病情稳定后再酌情补充治疗。左甲状腺素须在补充糖皮质激素后根据病情逐渐加用。

48. A 垂体功能减退主要表现为各靶腺（性腺、甲状腺、肾上腺）功能减退，垂体分泌的催乳素、生长激素水平下降。抗利尿激素不属于以上腺体分泌的激素。

49. E 垂体危象的常见诱因有各种应激如感染、败血症、腹泻、呕吐、饥饿、寒冷、手术、外伤等，饮水不属于应激因素。

50. C 有些睾丸肿瘤（如绒癌、畸胎瘤及少数精原细胞瘤）能产生绒毛膜促性腺激素（HCG），可使睾丸残存组织合成睾酮和雌二醇增加。同时由于癌组织中芳香化酶浓度升高，可使雄激素过多地转化成雌激素。睾丸肿瘤产生雌激素增加，反馈性抑制促性腺激素分泌，导致雄激素分泌继发性减少。雌激素分泌增多对睾酮合成酶也有影响，进一步使睾酮合成减少，导致雌激素/雄激素比例明显失调，出现乳腺增生症。患者老年男性，左睾丸增大，查体可触及肿物，考虑为睾丸肿瘤，肿瘤会抑制患者性腺发育，导致患者乳房发育，因此患者为睾丸肿瘤引起的乳房发育可能性大。

51. A 明确诊断需进行的检查：①性激素测定：需测定促黄体生成激素（LH）、促卵泡生成素（FSH）、雌二醇、睾酮、HCG、PRL（特别是有溢乳时）。睾丸或非性腺的生殖细胞肿瘤或是分泌异位 HCG 非滋养细胞肿瘤，常伴 HCG 水平升高。②乳腺超声是首选的检查，其典型表现为以乳头为中心的扇形低回声区，与周围组织分界清楚，内可见细小管腔，腺体组织厚，有时可见条状强回声向乳头方向汇聚，不伴有淋巴结肿大，血流不丰富。对于 HCG 升高的患者还需做脑、胸部、腹部 MRI 或 CT 以及睾丸 B 超排除有无分泌 HCG 的肿瘤。若硫酸脱氢表雄酮升高，需做肾上腺 B 超检查。③超声心动图主要看心脏病变，患者无心脏受累，不用检查超声心动图。

52. C 睾丸肿瘤最根本的治疗是手术治疗。睾丸切除术适用于任何类型的睾丸肿瘤。

53. B 血浆或血清葡萄糖测定是目前诊断糖尿病的唯一标准。依据 WHO 糖尿病诊断标准，符合下述情况，糖尿病的诊断成立。一、有典型糖尿病症状：①1 次空腹 FBG≥7. 0mmol/L；②或者 1 次 2hPG 血糖≥11. 1mmol/L；③或者 1 次随机血糖≥11. 1mmol/L。二、无明显糖尿病症状：①两次 FBG≥7. 0mmol/L；②或者 2 次 OGTT 后 2h 血糖≥11. 1mmol/L；③或者 1 次 FBG≥7. 0mmol/L 和 OGTT 后 2h 血糖≥11. 1mmol/L。三、HbA1c≥6. 5%，并被再次证实可作为糖尿病诊断标准，但因 1 型糖尿病患者血糖进展速度快，HbA1c 的增高。可能赶不上血糖升高的速度。患者中老年人，空腹血糖和餐后 2 h 血糖都较高，更可能是 2 型糖尿病。

54. C 患者肥胖，用双胍类药物降糖治疗。同时辅助饮食和运动。

55. B 世界卫生组织与我国专家提出了我国 2 型糖尿病患者血糖控制的目标。空腹血糖 <6. 1 mmol/L，餐后 2 小时血糖 <8. 0 mmol/L，糖化血红蛋白 <6. 5%。

56. E 高血压合并糖尿病的人群，要将血压控制在 130/80mmHg 以下，特别是针对已经合并糖尿病肾病等肾功能不全的人群。

57. E 甲状腺功能亢进的患者大多数病人有程度不等的甲状腺肿大。甲状腺肿为弥漫性，质地中等（病史较久或食用含碘食物较多者可坚韧），无压痛。甲状腺上、下极可以触及震颤，闻及血管杂音。

其余选项均无特异性。

58. A 由于患者口服过避孕药，可引起TBG升高，所以血清TBG量和蛋白与激素结合力的变化都会影响测定的结果，导致TT_4增高，因此需要测定游离的甲状腺激素。

59. C ATD的最佳停药指标是甲状腺功能正常和TRAb阴性，因此需要评估后再行决定是否停药。

60. E 17-α-羟化酶缺乏症患者由于性腺缺乏CYP17基因表达，性激素合成受阻，通常在青春期时表现出高血压、低血钾和性腺功能低下才得到诊断。患者青少年女性，表现为性器官发育异常，高血压，最可能的是由于17-α-羟化酶缺陷致雄激素、雌激素和糖皮质激素合成受阻所致。

61. B 岩下窦取血测定ACTH用来对库欣综合征进行定位诊断，与该病无关。

62. C 该疾病主要表现为糖皮质激素和性激素缺乏，因此治疗就是补充糖皮质激素和性激素。

63. E 患者中年女性，餐前出现心悸，进餐缓解，可能出现低血糖症状，低血糖症状也是早期2型糖尿病的常见表现。

64. C 胰岛素能加速葡萄糖的利用和抑制葡萄糖的生成，使血糖的去路增加而来源减少，加速葡萄糖的酵解和氧化；并在糖原合成酶作用下促进肝糖原和肌糖原的合成和贮存；能抑制肝糖原分解为葡萄糖，减少糖原的异生。糖尿病时胰岛素分泌降低，胰岛素绝对或相对不足，使糖原分解代谢加速，进而血糖升高。

65. B 正常人在血糖下降时，严重者可能出现意识障碍，认知障碍，引起下丘脑-肾上腺素能神经兴奋反应，胰岛素分泌减少，糖原合成减少，升高血糖的激素分泌增加。

四、案例分析题

66. ABCDF 考虑患者甲状旁腺功能减退症可能性最大，因此在对患者进行体检的过程中，重点注意血钙低时的神经肌肉兴奋性增高表现及并发症的表现，甲旁减的典型表现是癫痫样发作，长期慢性低钙血症还可引起锥体外神经症状。由低血钙引起的白内障颇为常见，应行眼部检查。此外，由于长期甲旁减病人微血管痉挛，供血不足易出现皮肤干燥，易患念珠菌感染。同时考虑有无其他病因如假性甲状旁腺功能减退症和APS等。

67. AE 该患者明确诊断为原发性甲旁减，由于甲旁减患者骨转化减慢，一般ALP多正常或稍低，而该患者ALP升高考虑可能为生长发育期所致，处于骨代谢旺盛期，ALP高于成人，血磷升高也可能与儿童成骨活跃有关。虽彩超发现甲状腺增大，但可能与青春期甲状腺发育有关。

68. ABCEF 低血钙的常见的原因是PTH或维生素D的缺乏或对这些钙调节激素生物效应的抵抗，包括先天性或遗传性或破坏性甲状旁腺分泌PTH减少、镁缺乏导致的甲状旁腺分泌障碍、特发性或遗传性PTH抵抗（即假性甲旁减）、慢性肾衰竭等。低碱性磷酸酶血症是发生在小儿时期的遗传性代谢性骨病，以骨钙化不足，易骨折，血清及肝脏、骨骼、肾脏的ALP低下或消失，血钙升高为主要特征。检查可发现血清ALP活性降低，有时不能测出；高血钙、低血磷，婴儿型较多见，在儿童型中常可见到血钙正常而尿钙排泄量增加；血$1,25-(OH)_2D_3$正常、PTH正常或轻度增高。继发性甲状旁腺功能亢进症是指在慢性肾功能不全、肠吸收不良综合征、Fanconi综合征和肾小管酸中毒、维生素D缺乏或抵抗以及妊娠、哺乳等情况下，甲状旁腺长期受到低血钙、低血镁或高血磷的刺激而分泌过量的 PTH，以提高血钙、血镁和降低血磷的一种慢性代偿性临床综合征。

69. ABEF 该患者检查的基本特点是血钙降低而 PTH 水平无明显升高，因此可诊断为甲状旁腺功能减退症，应长期进行钙剂和维生素 D 的治疗，并在治疗过程中防止尿钙过高和结石形成。维生素 D 制剂可选择活性维生素 D 和普通维生素 D，对于肝、肾功能正常的患者，普通维生素 D 可通过肝脏和肾脏的强化在体内转化为活性维生素 D 发挥作用。临床上可根据患者具体情况选择不同药物，也可联合应用于同一个患者。如在治疗的初始阶段，应用起效快的骨化三醇，迅速缓解症状，同时应用起效慢的普通维生素 D，待后者经过机体转换缓慢起效后，可减少活性维生素 D 的用量。另外，儿童处于骨代谢活跃期，正常情况下，儿童的血磷值和 ALP 水平均高于成人，本患者血磷和 ALP 升高与甲旁减和儿童骨代谢活跃有关，因此治疗的观察不能依赖血磷和 ALP，应以血钙和临床症状的观察为主。

70. ABDEFGH 先天性肾上腺皮质增生症导致的女性患儿男性化，男性患儿性早熟，可有外生殖器畸形；McCune - Albright 综合征导致的性早熟常有骨骼发育畸形。由于在临床上有一些性早熟患儿确系原发性甲状腺功能减退症，但由于时间并不太长，因此并没有典型的甲减表现，因此仅仅根据无典型表现就排除原发性甲状腺功能减退症依据不足，因此原发性甲状腺功能减退症也应该考虑。

71. ABCDF 严重原发性甲状腺功能低下可伴有卵巢囊肿，这可能是由于高浓度的促甲状腺素（TSH）与卵巢 FSH 受体之间发生交叉反应所致，从而导致性早熟的发生；行 LH、FSH 以及 E_2 检测可以诊断同时鉴别性早熟系中枢性还是周围性性早熟；有些肿瘤分泌 LH 样物质，如人绒毛膜促性腺激素及雌激素，可引起性早熟，因此应该检测肿瘤标志物；促性腺激素释放激素（GnRH）激发试验可以用于鉴别中枢性还是周围性性早熟；17 - OHP、T 以及 DHEAS 可以判别性早熟的病因。骨龄测定是预测成年身高的重要依据，但对鉴别中枢和外周性无特异性；血浆胰岛素水平检测与性早熟的诊断没有联系。

72. D 根据给出的实验室结果，该患者 E_2 水平明显升高，应该考虑分泌雌激素的肿瘤导致的外周性性早熟；理论上外周性性早熟也对，但范围太大，从题干提供的信息来看，应考虑分泌雌激素的肿瘤导致的外周性早熟最准确。

73. A 功能性卵巢滤泡囊肿是女性患儿外周性性早熟最常见的原因；因此应行盆腔超声检查卵巢与子宫情况。PET - CT 检查一般不作为常规检查，而是在其他影像学检查阴性时才考虑进行。

74. A 对于卵巢包块导致的性早熟，治疗上首选系病因治疗，即择期行右卵巢包块手术，而其他治疗手段都应该是在不能行卵巢包块手术之后的选择。

75. ABCG 根据乳腺生长情况、阴道流血情况、血清 E_2 水平以及促性腺激素释放激素（GnRH）激发试验的随访，有利于监测该患儿肿瘤是否彻底切除以及有无复发；而患儿在术前血清 LH、FSH 均低，T 以及 DHEAS 水平均正常，因此不必复测。

76. AFG 患者应考虑妊娠合并甲亢可能，在妊娠期间高雌激素血症可使血中甲状腺结合球蛋白（TBG）升高，从而使 TT_3、TT_4 升高，因此如需明确甲亢的诊断，必须测定血 FT_3、FT_4 浓度。由于放射线对胎儿有影响，故妊娠期间不宜进行甲状腺扫描及 ^{131}I 摄取率测定及其他放射检查，TSAb 可用于明确病因，尿妊娠试验可确定是否妊娠，T_3抑制试验因需要测定吸碘率，故同样不适合在妊娠期间进行。

77. E 妊娠期 hCG 相关性甲亢发生在妊娠前半期，呈一过性，与 hCG 产生增多，过度刺激甲状腺激素产生有关。临床特点是 8～10 周发病，心悸、焦虑、多汗等高代谢症状，血清 FT_4和 TT_4升高，血清 TSH 降低或者不能测及，甲状腺自身抗体阴性。SGH 需要与 Graves 病甲亢鉴别，Graves 病发生主要与自身免疫有关，常伴有眼征及 TRAb（含 TSAb）、TPOAb 等甲状腺自身抗体阳性。

78. ADFGH 妊娠期甲亢的治疗首选抗甲状腺药物，症状控制后应尽快减至维持量，维持甲状腺功能稍高于正常水平。避免治疗过度导致母体和胎儿甲状腺功能减退或致胎儿甲状腺肿。常用的抗甲状腺药物（ATD）有两种：MMI 和 PTU。MMI 致胎儿发育畸形已有报告，所以在怀孕前和妊娠 T1 期优先选择 PTU。妊娠第 12～14 周始，胎儿甲状腺有聚碘功能，故禁用放射性碘治疗。应用 β 受体阻滞剂长期治疗与宫内发育迟缓、胎儿心动过缓和新生儿低血糖症相关，应尽量不用。β 肾上腺素受体阻断剂可用于甲状腺切除术前准备。

79. ACD TRAb 滴度是 Graves 病活动的主要指标。一、TRAb 滴度升高提示可能发生下列情况：①胎儿甲亢；②新生儿甲亢；③胎儿甲减；④新生儿甲减；⑤中枢性甲减。二、上述并发症的发生依赖下述因素：①妊娠期间甲亢控制不佳可能诱发短暂的胎儿中枢性甲减；②过量 ATD 与胎儿及新生儿甲减有关；③在妊娠 22～26 周时高滴度 TRAb 是胎儿或新生儿甲亢的危险因素；④95% 活动性 Graves 病的 TRAb 滴度升高，并且在甲状腺切除手术后依然持续升高。三、妊娠 Graves 病需要监测 TRAb 的适应证：①母亲有活动性甲亢；②放射性碘治疗病史；③曾有生产甲亢婴儿的病史；④曾在妊娠期间行甲状腺切除术治疗甲亢。妊娠期诊断为 GD 或怀孕前诊断为 GD 者，需监测妊娠 18～22 周和 30～34 周的 TRAb。TRAb 高出参考值上限 3 倍以上提示需要对胎儿行密切随访。一般抗体滴度在妊娠 20 周时应当开始降低。

80. ABCD Graves 病妊娠妇女胎儿和新生儿甲亢的患病率约为 1%。胎儿心动过速是怀疑胎儿甲亢的最早体征。心率 > 170 次/分，持续 10 分钟以上。（胎儿心率的正常值是：妊娠 21～30 周，心率 140 次/分；妊娠 31～40 周，心率 135 次/分）。胎儿甲状腺肿是另一个重要体征，发生在心动过速以前。超声检查是发现胎儿甲状腺肿的主要方法，不同胎龄的甲状腺体积已经有报告。超声检查还可以发现胎儿骨龄加速和宫内发育迟缓。

81. ACDF 产后 Graves 病复发使用 ATD 治疗，需要考虑婴儿的哺乳问题，因为 MMI 和 PTU 均可经乳汁分泌。应对服用抗甲状腺药者所母乳喂养的婴儿进行甲功筛查。推荐 MMI 20mg/d，这个剂量不会影响婴儿的甲状腺功能。ATD 应在哺乳后服用，服药后 3 小时再行哺乳。

82. AE 亚临床甲减是指血清 FT_3和 FT_4正常但 TSH 高于正常，亚临床甲亢是指血清 FT_3、FT_4正常但 TSH 低于正常。甲状腺过氧化物酶抗体（TPOAb）可反映甲状腺自身免疫病变的性质与程度。TPOAb 阳性的患者提示已经存在甲状腺自身免疫异常。TPOAb 阳性者的甲状腺均有淋巴细胞浸润。如果 TPOAb 阳性伴血清 TSH 水平增高，说明甲状腺细胞已经发生损伤。

83. B 该患者为妊娠期 TPOAb 阳性的亚临床甲状腺功能减退症，为避免对胎儿智力的影响及产科并发症的发生，应积极予 $L-T_4$治疗。

84. ABD 妊娠期母体甲减与妊娠高

血压、胎盘剥离、自发性流产、胎儿窘迫、早产以及低出生体重儿的发生有关。妊娠早期母体亚临床甲减对胎儿脑发育第一阶段的影响备受关注。在胎儿甲状腺功能完全建立之前（即妊娠20周以前），胎儿脑发育所需的甲状腺激素全部来源于母体，母体的甲状腺激素缺乏可以导致胎儿的神经智力发育障碍。

85. AFH 依照2012年中国《妊娠和产后甲状腺疾病诊治指南》，妊娠期亚临床甲状腺功能减退症患者TSH控制目标为妊娠早期0.1～2.5mIU/L，妊娠中期0.2～3.0mIU/L，妊娠晚期0.3～3.0mIU/L。

86. ACEFG 患者因体重增加就诊，体检示颜面及胸背多毛，余无特殊。初步诊断时应考虑引起肥胖及雄激素过多体征的原因，包括库欣综合征、多囊卵巢综合征、先天性肾上腺皮质增生症及特发性多毛症。

87. CEF 患者有雄激素过多体征及自青春期起病的月经异常，暂不考虑单纯性肥胖。特发性多毛症患者排卵功能正常，故可暂排除。

88. ADEHIJK 患者有雄激素过多的体征及实验室依据，应排查有无卵巢及肾上腺源性的雄激素过多。查血浆皮质醇、硫酸脱氢表雄酮（肾上腺肿瘤时明显升高）、17－羟孕酮（先天性肾上腺皮质增生症时明显升高）及肾上腺CT排查肾上腺源性肥胖及雄激素过多的原因，患者血压正常且无低钾证据，暂不检查血浆醛固酮。多囊卵巢综合征时可有LH、FSH改变及高催乳素血症。垂体MRI提供可能的垂体影像学依据。

89. ACF 患者有低排卵或无排卵病史（月经异常）、雄激素过多体征及实验室检查结果、多囊卵巢的影像学支持，并排除了其他雄激素过多疾病，可诊断为多囊卵巢综合征。治疗方面可选择二甲双胍（高胰岛素敏感性）、炔雌醇环丙孕酮（调节月经）、螺内酯（抑制毛发生长）等治疗。

90. ABCEF 高血压，低血钾，高尿钾因此考虑原发性醛固酮增多症，需要通过定位诊断包括肾上腺CT，血浆醛固酮水平测定，采用双侧肾上腺静脉取血，腺瘤侧血浆醛固酮浓度明显高于对侧，诊断符合率高达95%～100%。原醛症患者测定24h尿游离皮质醇及血浆皮质醇浓度应为正常等，与肾血管狭窄性高血压、恶性高血压和肾性高血压相鉴别。

91. B 特发性醛固酮增多症立位时醛固酮升高而醛固酮瘤立位时下降。

92. D 醛固酮瘤患者应首选手术治疗。特发性醛固酮增多症则倾向于首选药物治疗。手术前应口服拮抗剂螺内酯至少4～6周，除降低血压、升高血钾外，可使腺瘤对侧肾上腺皮质球状带受抑制状态得以恢复。

93. ABCDEF 患者青少年女性，出现发热、咽痛、胸闷、乏力、呕吐等症状，需考虑感染、血电解质紊乱、病毒性心肌炎等疾病，因此需完善血常规、电解质、心电图、动脉血气分析、心肌酶、超声心动图等检查。

94. ABCDEI 患者经营养心肌等治疗后，一般情况好转，但血钾、血钙仍偏低，充分补钾、补钙后，血钙恢复正常，但血钾难以纠正，因此需考虑：①原发性醛固酮增多症；②肾素瘤；③Liddle综合征；④Gitelman综合征；⑤假性Bartter综合征；⑥肾小管性酸中毒；⑦其他可以引起低钾血症的疾病；⑧Bartter综合征等疾病。相关的检查包括：血、尿生化检查、尿液检查、血清皮质醇测定、肾上腺B超、肾上腺CT和MRI及动态试验等。

95. ABEFH Bartter综合征诊断的主要依据是其临床表现，要点包括：①低钾血症（一般难以用补钾的方法纠正）；②高尿钾；③代谢性碱中毒；④高肾素血症；⑤高醛固酮血症；⑥对外源性加压素不敏感；⑦肾小球旁器增生；⑧低氯血症；⑨血压正常；⑩有明确的家族史。经典型 Bartter 综合征尿 Ca/Cr > 0.2，Gitelman 综合征表现为低血镁、低尿钙、低 Ca/Cr（ < 0.2）。

96. CD 低钾失盐性肾小管病主要特点包括低血钾代谢性碱中毒、高尿钾、血肾素、血管紧张素Ⅱ、醛固酮水平增高而血压正常，Bartter 综合征和 Gitel - man 综合征鉴别主要在发病年龄、血镁和尿钙水平；经典型 Bartter 综合征尿 Ca/Cr > 0.2，Gitelman 综合征表现为低血镁、低尿钙、低 Ca/Cr（ < 0.2）。

97. BF 糖尿病患者妊娠后，可引起妊娠期对胰岛素敏感性降低，为了达到血糖控制的目标值，应适当增加胰岛素用量。无论妊娠期首次发现的高血糖（糖尿病或 GDM）或糖尿病合并妊娠，经过饮食和运动管理，妊娠期血糖不达标时，应及时加量使用胰岛素进一步控制血糖。

98. ABDF 妊娠期糖尿病患者的糖代谢异常大多于产后能恢复正常，但是在妊娠期糖尿病对母儿均有较大危害，糖尿病合并妊娠以及妊娠首次发现的高血糖（糖尿病或 GDM）均与先兆子痫、剖宫产及肩难产等母婴并发症有关，因此整个妊娠期糖尿病控制对确保母婴安全至关重要。做好此病的筛查及预防，早发现早治疗。随着病程延长，病情加重，母婴危险性增大。

99. E 无论是否妊娠期，糖尿病控制原则都包括健康教育、饮食宣教、运动、并发症监测及药物治疗，预后评估。但是妊娠后监测指标、药物应用及预后有所不同。由于妊娠期糖代谢发生一定变化，所以妊娠期血糖控制方法及标准与非孕期糖尿病不同。

100. ABCDF 胰岛素是控制高血糖的重要手段。其适应证包括：①T1MD。②各种严重的糖尿病急性或慢性并发症。③手术、妊娠和分娩。④新发病且与 T1MD 鉴别困难的消瘦糖尿病病人。⑤新诊断的 T2MD 伴有明显高血糖；或在糖尿病病程中无明显诱因出现体重显著下降者；⑥T2MDβ 细胞功能明显减退者；⑦某些特殊类型糖尿病。一种磺脲类药物在用药数月至数年后出现继发性失效，换用其他品种的磺脲类药物仍可能有效。2 型糖尿病患者中 10% ~ 20% 对口服降血糖药物无效；这些患者需要应用胰岛素治疗。⑧全胰切除后继发性糖尿病。